LOCUS

LOCUS

LOCUS

LOCUS

Smile, please

Smile 149

經絡解密 卷四

維繫身心平衡運行的君主之官——心經

作者 沈邑穎

策畫 蕭菊貞

封面畫作 李美慧

內頁圖 小瓶仔

內頁插畫 凌阿板

責任編輯 李濰美

美術設計 許慈力

校對 余宛眞、鄒牧帆、張薇馨、
陳立山、張玉玲、林坤立、蕭菊貞、沈邑穎

出版者：大塊文化出版股份有限公司

台北市 105022 南京東路四段 25 號 11 樓

www.locuspublishing.com

讀者服務專線：0800-006689

TEL：(02)87123898　FAX：(02)87123897

郵撥帳號：18955675　戶名：大塊文化出版股份有限公司

法律顧問：董安丹律師、顧慕堯律師

版權所有　翻印必究

總經銷：大和書報圖書股份有限公司

地址：新北市新莊區五工五路 2 號

TEL：(02) 89902588　FAX：(02) 22901658

初版一刷：2019 年 2 月

初版五刷：2022 年 6 月

定價：新台幣 500 元

Printed in Taiwan

經絡解密

卷四

解密

維繫身心平衡運行的君主之官

心經

沈邑穎 醫師

目錄

從心經邁入十二經絡系統的第二團隊：高度社會化的「聚餐團隊」

十二經絡系統的第二組團隊包括手少陰心經、手太陽小腸經、足太陽膀胱經和足少陰腎經四條經絡系統，即手足「少陰太陽」系列，其中，心經與小腸經為表裡經，腎經與膀胱經為表裡經。

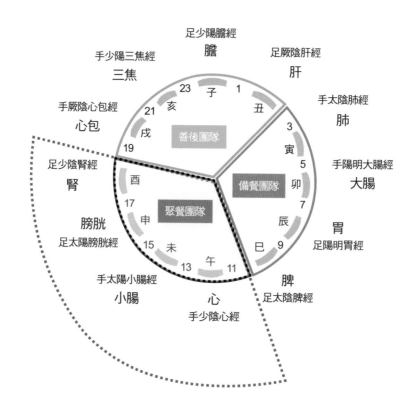

命名「少陰太陽」及「聚餐團隊」之緣由

在第一團隊中，肺經與脾經屬於「太陰經」，太陰就是大陰，肺與脾的陰性特質都非常強烈，為了提供人體所需養份而忙碌著，宛如家中的長女與母親，且兩經都循行在人體的前面，肺臟與脾臟也都位於身體較為前面的位置。

在第二團隊中，少陰太陽四條經絡主要循行在人體的後面，這個「深藏不露」的特性主要與心臟和腎臟位在人體較深層部位有關。

心經和足腎經皆命名為「少陰經」，還與功能有關。心與腎雖然屬於陰臟（五臟皆屬陰，六腑皆屬陽），但心的五行屬火，腎藏有人體的元陽元陰，心腎都兼含陽性特質，相對而言，陰性特質較少，所以屬於「少陰」。

在日常生活中，心腎與社會化、學習、記憶等有關，心主神志，與 EQ 情緒商數有關，腎主藏精，與 IQ 智力商數有關，無論 EQ 或 IQ 都需要充分營養，心與腎就成為人體最耗能的兩臟，因此本團隊才稱為「聚餐團隊」。

小腸經與膀胱經會命名為「太陽經」，猜想人類演化過程中，歷經四足動物階段，行走時背部朝天，面對太陽，加上這兩條經脈陽氣也旺盛，所以中醫才會將此循行於背部的經脈稱為太陽經吧！背部有脊椎、肋骨及強壯的肌肉保護，加上功能強大的太陽經一起守護，所以當遇到危險時，人類與許多動物都會基於動物本能，將身體向腹部一側蜷縮起來，以保護重要的內臟，而背部則作為人體的防護網。

　　再從中醫角度來看，心臟屬於陰臟，經脈為手少陰，但《內經》卻說「背為陽，陽中之陽，心也。」那是因為心臟透過心經與手太陽小腸經及足太陽膀胱經連結，而成為人體的太陽，強化對於身體背部的掌控，以保護身體安全。

十二經絡系統「聚餐團隊」的特色

　　第一團隊太陰陽明組合為「備餐團隊」，善用空氣和食物來製造氣血津液，並提供幸福感與愛的能量給少陰太陽組合。第一團隊在處理氣機和飲食方面，都是有入有出，維持人體內外氣機的平衡。

　　第二團隊的「聚餐團隊」則是接受來自第一團隊的養份和能

量，推動生命展開多采多姿與外界連結的生活和文明。

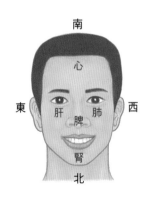
面部的五臟方位圖

在此團隊中，心與腎分主人的EQ與IQ，可以視為人類社會化過程中重要的兩大推手。加上心與腎在人體部位上，為上下對照，特性為熱與冷的對照，同時也是光明與黑暗的對照。心屬於火熱的太陽，充滿能量，個性外放；腎屬於冷靜的水液，個性深沉內斂。心為太陽屬於天上，光明外顯，加上屬火，火性炎上，面部對應區在上部的額部；腎為陰水屬於地下，黑暗而沉潛，加上屬水，水性下流，在面部對應在下巴的頷部，中醫稱為「額心，頷腎」。

此外，心與腎還有視覺與聽覺的對照。心經與眼睛關係密切，而且心還寄竅於耳，腎開竅於耳。當我們睜開眼睛，眼前一片光亮，視覺成為主導，外界事物的各種動態映入眼裡，循著經絡傳遞至心，讓心與眼都被這些事物所牽引。而當我們閉上眼睛，眼前一片黑暗，此時視覺讓位給聽覺，聽覺成為主導，變得敏銳且活躍，收聽外界的各種聲音，心沉靜內斂，除了接收耳朵傳來的聲音之外，還能細微感受內在的身心變化。

在十二經絡所形成的三個團隊中，唯有第二團隊有著如此對立分明的關係，而這些對立關係都是來自天地的特色，天地氣機相交則氣候溫和，萬物繁茂，在人體心腎相交，水火交融，則氣血順暢，陰陽平衡，是維持身體健康的必備條件。

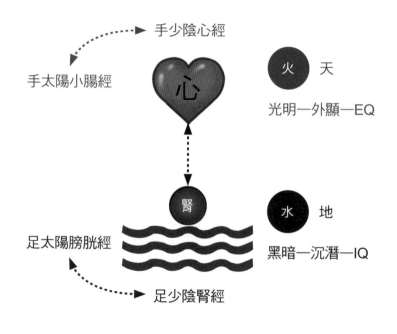

聚餐團隊特性圖

《經絡解密》導言

為什麼我們需要認識人體經絡？

　　中醫發現這個精妙的人體連結系統，因為有著如紡織物的網絡狀態，就稱之為「經絡」，是維持生命的重要系統。中醫經典《黃帝內經》中強調，經絡深深影響一個人的生老病死四大環節，如果經絡照顧得當，就可以健康長壽。

　　十二經脈是臟腑運送氣血至全身的重要通路，人體的組織器官從而得到充分的營養，身體自然健康。反之，如果經脈阻塞氣血無法送達，與這條經絡所連結的臟腑與軀幹四肢，就會失去營養而產生不適或疾病，中醫稱為「不通則痛」。因此想要健康，經脈務必要暢通，「通則不痛」，組織器官得到營養，痛感自然就解除了。

　　經脈除了與一般人有關之外，它更是中醫師習醫的核心基礎，而且學無止境，未來醫療能力的高下取決於經絡的了解和應用，值得窮畢生之力去研修，去探討。

為何用對穴位，就能產生神奇的療效？

　　穴位在經絡系統上，是經脈裡面的氣血輸注到體表的部位。

穴位就像是經絡列車的停靠站，每條經絡都跟鐵道沿線一樣，滿佈著大大小小的穴位，它們的功能主要來自所屬的經絡系統。不同的經絡系統互相支援，互補互助守護著人體。

認識經絡與穴位，也是認識人體小宇宙的金鑰，治療疾病不能只是頭痛醫頭，腳痛醫腳，要找到病根病因，善用經絡特性，從正確的穴位下手，自然能產生好的療效。

經絡四大系統好像有點複雜，該如何理解？

經絡系統是人體運行的設計傑作，有許多奧秘等著我們去挖掘探索。但許多中醫初學者卻一聽到經絡四大系統就皺眉頭了，擔心自己讀不懂。我在《經絡解密》系列書中以現代智慧型手機來作比喻，經絡系統就跟手機傳輸線一樣！人體內在臟腑好像手機，經絡系統就像傳輸線，人體的四肢末梢則像傳輸線的插頭端。

書中的經絡圖有何不同意義？循行是單側，還是對稱呢？

在這套書中，每條經絡系統都有三種圖來說明，分別是：人形圖、循行簡圖、經穴圖。

1. **經絡人形圖：**標示經絡在人體的循行路線，簡稱「經絡圖」。經絡系統同時存在人體兩側，但為了便於觀看，將經脈、經別及絡脈繪製在人體的左側，黑色為經脈，藍色為經別，綠色為絡脈；經筋則以藍色色塊標示在人體右側。

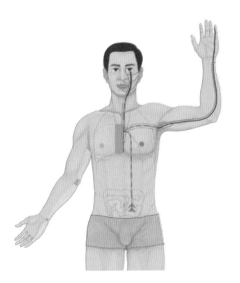

2. **經絡循行簡圖：**將經絡循行以色塊及線條表現，比較容易掌握要訣。因為長得很像捷運路線圖，簡稱為「捷運圖」。捷運圖的顏色及形狀都有經過特殊思考喔！包含臟腑本身所屬的顏色，

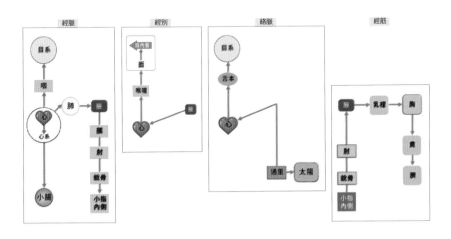

四肢顏色較淡，軀幹顏色較深。經筋部分，凡是結聚的部位，都會再用黑線框起來。

3. **經穴圖**：將屬於本條經脈的穴位連結而成。

穴位是人體珍貴氣血輸注的部位，聰明的人體會將寶貴資源做最佳分配。身體重要部位會有許多經脈通過，但不一定每條經脈都會有穴位。例如，大腸經脈雖然通過腹部和胸部，卻沒有穴位，而是將所有穴位分布在肩臂和頭面部，胸腹部就由老大哥胃經經脈去分配，以免資源重複。

所以，經穴圖通常比經脈圖簡單，對於學習者而言也較為容易掌握。但若要了解穴位的功能及應用，還是需要回到經脈系統，經穴圖只是方便法門而已。

「解密」與「中醫師不傳之祕」有何不同？

✪ **解密**：較為深入的內容說明，適合有中醫基礎，或對於中醫有進一步興趣的讀者。

📖 **中醫師不傳之祕**：偏向中醫專業內容，適合有較深的中醫基礎，或者從事中醫與相關醫療的讀者。一般讀者若覺得較為艱深，可以略讀或越過。

前言

　　自從 2016 年初出版《中醫護好心》之後，聽到心肌梗塞而猝逝的新聞或事件都很感慨，總想著：如果他（或她）之前曾經接受過中醫師診治，結局會不會不一樣呢？

　　2017 年 3 月，驚聞一位五十多歲友人又因心肌梗塞驟然離世，警覺需要將臨床治療心臟疾病的經驗快速傳播，因此緊急針對中醫師及中醫學生開了「搶救心臟」課程，期望連結千手千眼，一起守護心臟，也將課程主要內容轉貼臉書。很高興接到許多中醫同道分享及時治療心臟疾病的歷程。

　　除此之外，讀過《護好心》的病人，也很認真觀察自己的身體狀況，時時按照書上所提供的保健穴道及保健操自我保養，同時還將這些知識經驗擴及周邊的朋友。

　　台東的病友有次到診間來，很興奮地跟我說：「我們應用你書上的知識救了一個朋友耶！」原來阿姨常在公園運動，前陣子發現一起運動的朋友臉色持續又紅又熱，想起《護好心》裡寫道中老年人要注意「蘋果臉」，加上印堂還有懸針紋，馬上提醒他要趕緊去檢查心臟，但朋友自覺身體並無明顯不舒服，本來還不想去，但拗不過阿姨的熱情督促，前往醫院檢查後發現冠狀動脈

果然有阻塞現象。

　　以下是一位讀者親筆寫下的內容：

　　近年來，三不五時就會聽到朋友或是名人因心肌梗塞突然往生的消息，因此看到沈邑穎醫師出版的《中醫護好心》，便買了一本回家很認真的閱讀，邊看還會邊想自己有沒有這些症狀。

　　今年（2018）四月時，先生因為持續手麻不舒服，手麻症狀大約持續了近二個星期，過程中也有其他不舒服症狀，但都只是偶爾出現，家人之前因頸椎壓迫有手麻症狀，所以一開始自我判斷可能是頸椎壓迫而選擇先去看了骨科，骨科醫師說有稍微壓迫，但並不十分嚴重，也安排了復健治療，經過治療後症狀有些許改善，但並未完全解除，中間曾有一、二次感到極度不舒服，但大約十幾分鐘就改善。因身體不舒服症狀並未完全改善，於是在思考是否要改掛其他科別，討論時沈醫師書中的內容突然躍進腦海裡，趕緊去書櫃把書本找出來翻到心肌梗塞的那一頁，請先生確認他是否有那些症狀，他回答我說：「好像全中吧！」

　　於是決定第天二早上馬上去掛心臟內科看診，做完檢查後，醫師跟我們說：「不要回家，馬上住院」（抽血報告顯示，心肌旋轉蛋白指數太高，醫師說血管應該是已經阻塞狀態，這種狀況回家很

危險）。於是當天下午馬上住院開始打針治療，隔天下午隨即做心導管檢查，發現阻塞狀況很嚴重，心臟科醫師馬上幫他做心臟支架手術，不舒服狀況也就完全解除。

其實我先生年輕時有明顯耳摺，眉宇間還有直紋，他也曾聽過有耳摺的人心臟有問題的機率較高，但當時沒問題後來也就不在意了。住院時還跟住院醫師說，以後看到有耳摺的人要提醒他多注意心臟問題。

大家都說心臟病是「無形」的殺手，但我們在每天的臨床診治中，以中醫理論來「閱讀身體」，都能讓這位無形殺手「原形畢露」，即刻將之驅逐出境！所以重點不在心臟疾病有形或無形，而在於我們有沒有讀懂身體發出的求救訊號！

想讀懂自己心臟的故事嗎？想再深入了解自己的心臟？想享受健康的人生嗎？

那就跟我們一起進入繁忙且多采多姿的心臟世界囉！

心經總論

心臟是身體的君主之官，
也是自己生命故事的編劇和導演

　　心臟是君主之官，為人體五臟六腑功能的掌理者。「心」既是生命的原動力，也是精神的發源地，統管生命與生活最關鍵的功能，當然也是五臟六腑裡最重要的器官。古代醫生用宮廷中的官位來說明臟腑的功能和重要性，由「心」擔任君王管理天下是實至名歸，因此《內經》說「心者，君主之官也，神明出焉……故主明則下安，……主不明則十二官危。」點出了「心」的重要性。

　　中醫的「心」是指透過經絡系統的連結與四肢軀幹相聯繫成為心的系統，再與感官、情志、情緒等相連結，等於是涵括了現代醫學所講的心臟，以及腦部的感知、辨識、情感、記憶等功能，當然也包括神經系統在內。所以，中醫看心不只是一顆會跳動、將血泵出的器官而已，古人把「腦」納入「心」，心腦相通，而且心是腦的主宰，因此中醫所說的「心」，也是掌握人的意念與產生情感的源頭。

　　1960 年代在美國興起的新世紀（New age）心靈啟蒙風潮，其中珍・蘿伯茲（Jane Roberts）在她的賽斯（Seth）系列書中，讓賽

斯這位高靈不斷透過 Jane 傳遞 You create your own reality 的概念。這句話翻成中文可以用「萬物由心造」來說明。

在我們數十年的歲月中，時時刻刻都在做抉擇，即使不做決定，也是一種選擇。而每一個選擇都會影響著我們的人生故事，做這些選擇以及完成的人都是我們自己，所以，我們其實都是自己生命故事的編劇和導演，持續編寫自己的人生劇本，並善用周邊可以運用的資源，化為行動傳遞自己的理念和堅持。

早期智慧型手機還沒出現的年代，使用單眼相機拍照可是一門學問，有次練習拍照時，赫然發現客觀的物體不變，但隨著相機鏡頭的替換、取景的角度不同等因素，所拍出來的照片竟然大不同。當下深深體會，我們都戴著一副有著既定成見的「有色眼鏡」在看這個世界，就像透過相機鏡頭一樣，從不同的角度在感受生命歷程，也如此地在刻劃自己的人生！

我很喜歡宋代詞人蔣捷的一闋詞〈虞美人〉：
少年聽雨歌樓上，紅燭昏羅帳。
壯年聽雨客舟中，江闊雲低，斷雁叫西風。
而今聽雨僧廬下，鬢已星星也。
悲歡離合總無情，一任階前，點滴到天明。

蔣捷藉由「聽雨」描述在不同年齡、不同地點的人生況味與心境。少年時代宛如在歌樓之上聽雨，年輕激動的心情展現於「紅燭昏羅帳」；中年歷經人生的跌宕，宛如在陌生的客船聽著雨聲，隨著寬闊的生命河流起起伏伏，時見烏雲低垂，時聞西風中失群孤雁哀鳴，自己的心情也有些蕭索。老年白髮皤皤歷盡滄桑，宛如在離俗的僧廬之下聽雨，看盡世間的悲歡離合，瞭然世事自有其因緣，難如人意的無情，曾經滄海難為水，就讓階前的雨珠隨著因緣點滴到天明。

　　這闋詞對仗工整細膩，不僅描述不同年齡的少年、壯年與星鬢，還有不同場合的歌樓「上」、客舟「中」與僧廬「下」，從位置的高低，也體現出聽雨者的心境從高昂、持平到後來的內斂，詞簡意深，難怪可以傳唱千年。

　　我們的心情時時刻刻都被內在與外在的事物所牽動，這些干擾「心」的情況，其實不脫「得」與「失」，誠如艾克哈特・托勒在《當下的覺醒》（*Stillness Speaks*）書中所說的 Most people's lives are run by desire and fear.（大多數人的生命都被欲望和恐懼所掌控）。欲望是想給自己「增添」些什麼，好讓自己更為完滿。恐懼則是害怕自己「失去」什麼，因為去除而讓自己減損。

　　面對世事的不斷變化，心也跟著運籌帷幄，並試圖在變動中

重新幫我們找回身心的平衡，片刻不得閒，「變動」與「運轉」，就成為我們的心時時刻刻都必須面對的終極任務！

心具有明君的特質

近來宮廷劇蔚為風行，過去偏重在男性之間的權力爭逐，現在則是女性當家，尤其圍繞在皇帝身旁陰柔的權力鬥爭，其心機之重，為達目的而百招盡出，令人瞠目結舌。但從君王的角度來看，眾多美女環伺，齊人真的多福嗎？每天要面對後宮這些人事糾葛和惡鬥，我想唯有身在其中，方知簡中滋味吧！

君王雖然身居高位，握有重權，但多數都不是能力最強的人，所以要成為明君關鍵點有三：一是對於百姓要關愛，對於國事有熱情；二是建立諸多耳目機關或網路，讓深居簡出的君王可以收集各方資訊；三是知人善任，讓每個人都能處在正確的位置，做對的事情，發揮所長，齊心協力護衛家國。

我們的心臟也具有成為明君的特質！

為了快速了解心臟的特性，先將這位熱情有活力的君王特質簡述如下：「心是陽光熱情，神氣十足，笑容滿面，舌粲蓮花，耳目眾多，掌握脈動，願意拋頭顱灑熱血，汗流浹背，建立汗馬功績，而苦中作樂的君王。」詳細內容將在後文介紹。

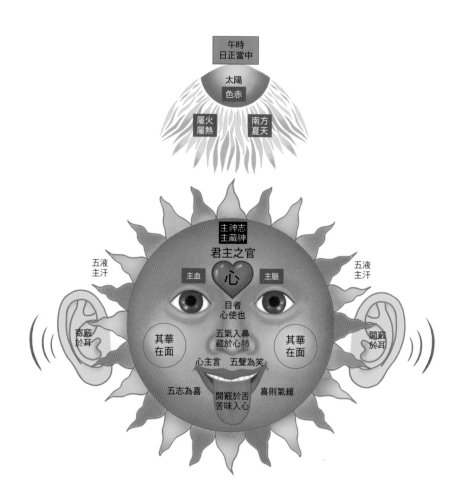

心的臟象概念圖

認識心臟的三大對應關係

接下來將以三個對應關係來介紹心臟的特質,分別是:心與天地、心與身體、心與其他臟腑的連結關係。

一、心與天地對應關係:心臟對應太陽的特質

在一般的認知中,早將我們的心連結到「熱情」以及「太陽」的觀念,例如俗語說的「熱心」、還有戀愛歌曲如〈You are my sunshine〉等。

《黃帝內經》依據五臟所在部位說「背為陽,陽中之陽,心也。」表示心臟是五臟之中陽氣最盛者。「陽中之陽」就是很大的陽氣,《內經》稱為「大陽」或「太陽」,因此心臟主要是對應太陽的特質:心臟有著太陽般的光與熱,還有著太陽之於太陽般的主宰能力。

《內經》有關心臟其他特色為:「南方赤色,入通於心,開竅於耳,藏精於心,故病在五藏,其味苦,其類火,其畜羊,其穀黍,其應四時,上為熒惑星,是以知病之在脈也,其音徵,其數七,其臭焦。」

主要內容請參閱下表：

五臟	五腑	人與天地對應							
		五行	五方	五季	五氣	五化	五色	五味	五音
肝	膽	木	東	春	風	生	青	酸	角
心	小腸	火	南	夏	暑	長	赤	苦	徵
脾	胃	土	中	長夏	濕	化	黃	甘	宮
肺	大腸	金	西	秋	燥	收	白	辛	商
腎	膀胱	水	北	冬	寒	藏	黑	鹹	羽

心臟既然有著太陽般的光與熱，心與「熱」，就成為不可分割的特質：

● 從五行來看：熱情的心當然對應火。

● 從方位來看：對應南方，地球北半球的南方氣候偏熱。

● 從五色來看：對應赤色，赤色為火的顏色，也是太陽的顏色，更是血液的顏色。

● 從時間來看：對應四季之中最熱的夏天，暑熱炎炎，陽氣旺盛，萬物快速成長；對應一年 24 節氣中，從立夏到大暑，正是天氣最燠熱的時候；古人用十二地支來記錄時間，對應一天十二

個時辰，心屬於午時，也是氣溫最高的時間，心臟與時間對應都在最炎熱的時候，這也反映出心臟的特質。另外，十二地支對應十二生肖，午對應馬，有人說是烈火對應烈馬之意，所以馬年出生的人個性比較熱情，午馬年通常也是天氣比較燠熱的一年。

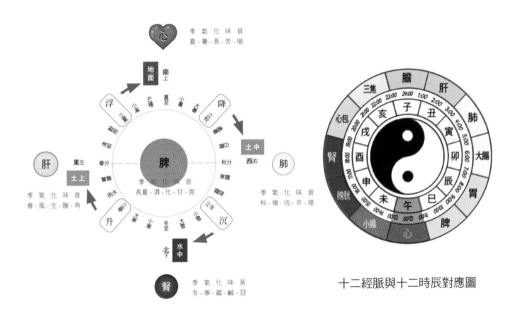

十二經脈與十二時辰對應圖

　　從心臟本身的功能來看，心臟是五臟之中陽氣最旺者，宛如人體發電機，心臟獨有的泵血功能，時時刻刻跳動，推動血液到全身各組織器官，輸送營養，以維持正常功能與體溫。血液循環正常，身體就有溫暖感，反之，血液循環不良，身體就會有寒冷感。

因此《內經》認為人體的心臟與自然界的太陽一樣，都具有溫熱的特質。

心是南方的太陽，心的熱象反映在額頭部位

心屬於南方，對應面部就在額頭的位置，中醫稱為「額心」。許多心火旺盛的人，常在額頭部位出現痤瘡（青春痘）就是例證。

（面部的五臟方位，在《經絡解密卷二：大腸經與胃經》一書中有詳細說明：「爺爺的左手─肝生於左」p.115-117）

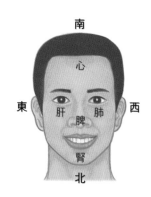

面部的五臟方位圖

心的五味屬苦，苦味的食物或藥物多數偏寒，可以降心火，避免心火過亢。相對於甘味入脾的甜美，苦味入心則有著豐富多元的人生歷程。

某天在診間跟病人討論外來新品種食物的寒熱屬性。該食物有苦味，病人馬上鐵口直斷說，一定屬於寒性。原來病人聽我們說過苦瓜味道苦，性質寒涼的特性，由此聯想苦味食物會偏寒，

舉一反三，實在很有趣。

心的五行屬火，造就了中醫「重視陽氣」的理論特質

心的五行屬火，火對於人類演化有著重大的影響，火是太陽的光與熱在人世間的代表，例如：火所帶來的光亮，讓人類不限於「日出而作，日落而息」，活動時間加長，更有彈性；火所提供的溫暖，讓人類得以在寒冷的時刻及空間仍能維持活動與生活。

現代社會的燈光及爐火，都屬於火的一種，燈火代替太陽帶來光亮，爐火代替太陽帶來熱能，除了讓人類活動的時間與空間得以擴展之外，用火烹煮食物，減低食物的毒性，增加食物的種類，大幅提升消化及吸收食物中的養分，讓人類的腦容量得以增加，文明從而快速發展。

中醫說「氣為血之帥」，人體的血液津液等陰液都需要陽氣的推動、轉化與固攝，方能為人體所用。中醫的保健法則「陰平陽秘，精神乃治；陰陽離決，精氣乃絕。」意思是陰與陽之間的動態平衡是維繫生命的關鍵，人體若能維持陰陽平衡則可保健康，生命得以生長繁衍。若陰陽失去平衡，只有陰或陽獨存，就會出

現「孤陰不生，獨陽不長」，一切生物既不能生化和滋長，當然也就不能存在。尤其陽氣對於身體機能有重大影響，臨床上許多危急證，都先始於陽氣脫亡，導致陰液跟著流失，最後才導致死證。

心臟具有火與太陽般推動生命發展的陽性特質，人體陽氣之首就是「心陽」。住在太陽系的我們無法想像沒有太陽的日子，住在心臟王國的身體也同樣無法承受沒有心這位君王的日子。心屬火的特質，造就了中醫「重視陽氣」的理論基礎。

二、心與身體的對應關係：心臟對應神志、
##　　血脈與面部的特質

《內經》說：「心者君主之官，神明出焉。」心又主血主脈，所以中醫的心可以分為三個部分來說明：君主之官、主血主脈、主神志，三者有很密切的關係。因為心是人身的君主之官，就像一國之君一樣，心也掌控一個人的身心狀態，它們的關係圖如下：

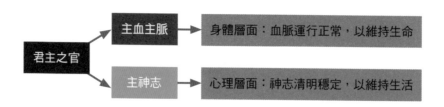

中醫的心包括時時刻刻跳動的心臟，及時時刻刻波動的情緒。

● 主血主脈：指心臟功能，與個人生命的存亡有關，屬於身體層面。

● 主神志：指情緒感受，與人際關係及生活有關，屬於心理層面。

由於中醫的心兼具了身體與心理層面，中醫自古就知道身與心之間互相影響，所以強調身心共治、身心平衡才算健康。

在治病方面，中醫重視治本，就是從根本來治療。門診時，我們會花時間與病友一起討論身體狀況，試圖追溯生活細節，找出病因。有些不習慣這個模式的病友隨口就說：「生活都一樣，都沒改變啊！」我就回說：「每個季節的食物和氣候都不一樣，生活怎麼可能都一樣？沒有天上掉下來的疾病，生病一定都是有原因的。」通常這時病人就會靜下心來回想生活中的點點滴滴，找到自己忽略的地方，這些問題都不出身體或心理範圍。找到病因，也就同時啟動了治療的機制。

本篇章將依序介紹心臟的身體層面及心理層面。

身體層面的心臟主管血脈，心理層面的心臟主管神志。身體的心是個好面子與好變色的君主，面部官竅的功能及身體顏色的

變化，都能透露出心臟狀況；心理的心既是快樂喜笑愛說話的開心果，還具有苦味焦臭的特質，喜與苦這兩個完全相反的特性，既是身體的平衡機制，也是人生的百態。

人與身體對應							五臟	五腑
五聲	五液	五志	五藏	五華	五體	五竅		
呼	淚	怒	魂	爪	筋	目	肝	膽
笑	汗	喜	神	面	脈	舌	心	小腸
歌	涎	思	意	唇	肉	口	脾	胃
哭	涕	悲	魄	毛	皮	鼻	肺	大腸
呻	唾	恐	精	髮	骨	耳	腎	膀胱

1. 身體功能的心：

- 心主血
- 心主脈
- 汗為心之液
- 心主面與色

從身體的層面來看，心臟透過不斷搏動的「泵血」方式，將血液運送到全身各個組織器官，以維持生命。為了達成這項重要

任務，心臟必須全程掌控每個環節，包括全身所有的血液、血管及脈搏。中醫早就了解這個原理，因此說心臟「主血」、「主脈」。

【心主血】

有關血液的來源及功用，《內經》有比較靜態的說法：「中焦受氣，取汁，變化而赤，是謂血。」位於中焦的脾胃吸取食物中的營養，經過轉化成為紅色的血液。所以脾胃為後天之本，氣血生化之源。

《內經》還有比較動態的說法：「營氣者，泌其津液，注之於脈，化以為血，以榮四末，內注五藏六府。」這是對於血脈來源及功能的最佳詮釋。營氣是胃從食物中吸收到最營養的部分，營氣注入於脈中，變化成血液，血液再經由脈的營運，濡養身體外部的四肢，使其動作靈活，注入體內的五臟六腑，以維持正常功能。

《內經》特別指出「諸血者皆屬於心」，人體所有的血液都歸心臟管理，由心臟決定分配和運送方式。血液在人體不同的部位會發揮不同的功用，如「肝受血而能視，足受血而能步，掌受血而能握，指受血而能攝。」視力和四肢的步行、握攝等活動，都仰賴心臟提供的血液，這是維持生命與肢體活動力最關鍵的功能。從這個角度來看，中醫對於血液的概念與現代醫學是一致的。

【心主脈】

前文提到，營氣注入於脈中，變成血液，經由「脈」輸送至全身。此外，《內經》再明確點出脈的功能：「壅遏營氣，令無所避，是謂脈。」壅遏原本是阻塞或阻止的意思，在這裡是約束之意。由於血液是人體非常珍貴的寶物，有經濟頭腦的身體當然會錙銖必較，將之層層約束，小心翼翼的用在該用的地方，而不要讓它在體內隨意流動，造成無謂的出血損失。這個將血液約束在特定位置及流動方向的東西就是「脈」，也可以稱為「血脈」。從這個角度看來，《內經》所說的血脈很像現代醫學所說的血管。

《內經》還有另一種脈稱為「經脈」，例如：「十二經脈者，內屬於府藏，外絡於肢節。」「經脈者，所以行血氣而榮陰陽，濡筋骨，利關節者也。」經脈具有連結內臟與肢節，運輸氣血以濡潤筋骨關節的功能，這些功能與血管不盡相同。

中醫典籍指出：心所主的「脈」包含「血管」與「經脈」

參閱《內經》相關論述，如：「食氣入胃，濁氣歸心，淫精於脈，脈氣流經，經氣歸於肺，肺朝百脈。」「諸血者皆屬於心，諸氣者皆屬於肺。」

心主管一身之血，肺主管一身之氣，胃將最營養的物質提供給心臟，再透過脈輸送給肺。「肺朝百脈」意思是肺統領百脈，《卷一》介紹過，肺為相傳之官，主氣司呼吸，為五臟六腑之長，專責協助心臟這位君主將血液輸送到全身。「百脈」即含有「經脈」之意。

「諸脈者皆屬於目，……諸血者皆屬於心。」「五藏六府之精氣，皆上於目而為之精，……目者，五藏六府之精也，營衛魂魄之所常營也，神氣之所生也。……目者，心使也。」

心為君主之官，統領五臟六腑，五臟六腑的精氣都透過經絡系統上輸於眼睛，眼睛成為心的使者，能傳遞心的感受，所以眼睛才被稱為「靈魂之窗」，因此所有經脈都屬於眼睛。

「五藏之道，皆出於經隧，以行血氣。血氣不和，百病乃變化而生，是故守經隧焉。」經隧是運行臟腑氣血的經絡通路，也是「脈」之意。

所以中醫所說的「脈」，不僅是血管（血脈），還包括經脈。《內經》說「經脈者，所以能決死生，處百病，調虛實，不可不通。」經脈攸關生命安危，因此高高在上的心臟才會親手統理全身的「脈」。

另一本中醫典籍《難經》中也提到：「五藏俱等，而心肺獨在鬲上者何也？然：心者血，肺者氣，血為榮，氣為衛，相隨上下，謂之榮衛，通行經絡，營周於外，故令心肺在鬲上也。」

心主血，血來自於營氣；肺主氣，氣來自於衛氣，營衛氣血在人體上下相隨並行，所以被合稱為營衛。營衛氣血在經絡中流動，運行至全身，濡養人體，維持正常生理機能，因此心與肺才會特別安置在胸膈之上的位置，《內經》也說「鬲肓之上，中有父母。」這裡的父母指的正是心與肺。

古代非常重視孝道，父母乃是一家之長，《內經》比擬心肺為人體之父母，可見其重要性。這也教導我們，人體之內雖然五臟各有其特殊功能，都能公平的一展所長，但因為心肺肩負有維持生命的重責，所以特別居在膈上。

同理，在人類社會雖然人生而平等，但真正的平等應考量到每個人

的能力特質與努力成果，給予合理的回饋以及支持，而不是忽略個人表現的齊頭式平等。

你看連人體的內臟都懂得這個道理呢！

《難經》還有相關論述：「十二經皆有動脈，獨取寸口，以決五藏六府死生吉凶之法，何謂也？然：寸口者，脈之大會，手太陰之脈動也。人一呼脈行三寸，一吸脈行三寸，呼吸定息，脈行六寸，人一日一夜，凡一萬三千五百息，脈行五十度周於身。……」這是個數學題，說明十二經皆有動脈，也可以稱為脈動。

肺朝百脈，肺又司呼吸，所以隨著人的一呼一吸，經脈就推行 6 寸。依據中醫的算法，我們一天 24 小時共呼吸 13,500 息，脈行 6 寸 X13,500 息 =81,000 寸，繞行身體 50 周，一日長度是 81,000 寸 ÷50 周 =1,620 寸，此為十二經脈繞行身體一周的距離。

這個演算題的另一個重點在於十二經也是脈的一種，可以運送氣血至全身，但這個脈行的概念與血管不盡相同，再次證明中醫所說的「脈」包含血管與經脈。

血管與經脈的部分性質類似，在人體許多部位有重疊之處，例如中醫師常把脈的腕關節「寸口處」，也是橈動脈所經之處。由於經脈還連結臟腑與四肢軀幹，經脈會透露出內在臟腑機能的訊息，中醫師藉由在寸口把脈，此處的脈為經脈，即可掌握全身的狀況。

　　在把脈的同時，中醫師也會注意到脈動的規律性與順暢度等。《傷寒論》早就記錄了心臟跳動異常的現象：「傷寒脈結代，心動悸，炙甘草湯主之。」以下將脈結代與心動悸兩種情況分別說明：

異常脈動：脈結代

　　脈動不規律，出現忽快忽慢或跳跳停停的現象，現代稱為「心律不整」，中醫稱為「結代脈」，是「結脈」與「代脈」的總稱，兩種脈象都是心跳有間歇。「結脈」是心臟跳與停之間沒有規律，如跳二三動停一下，接著五六動停一下；「代脈」是心臟跳與停之間有規律，如固定跳兩動停一下，或跳三動停一下。

異常脈動：心動悸

　　心跳過快，嚴重者會感覺到心臟蹦蹦跳，伴隨心慌不安、胸悶眩暈、呼吸短淺、手冷等現象。現代醫學與中醫學都稱這些現

象為「心悸」。此處加上「動」字，表示心跳非常明顯，甚至可以看到胸前區心臟跳動的模樣。

炙甘草湯是歷代中醫師常用來治療心律不整和心悸的方劑，直到現在臨床上還經常使用，對於長期處在高壓之下，勞心勞力工作的上班族，還有高齡長者心臟機能退化，出現心臟氣血嚴重耗損的情況服用本方，效果不錯。炙甘草湯是桂枝湯的變化方，桂枝湯是《傷寒論》第一個藥方，由此方還延伸出許多方劑，因此被尊稱為「天下第一方」。桂枝湯與心經關係密切，後世許多心臟病的治方也都從桂枝湯變化而來，後文會詳加介紹。

血液是流動在脈管之中珍貴的營養物質，血與脈合體，才能維持生命。身體的「血脈」概念，後來也在其他領域衍伸出不同意涵，例如：形容情緒極度激動，結合身與心變化的「血脈賁張」；在學術、思想上的「一脈相傳」；在家族關係中的「血緣」、「血統」、「血親」及「血脈相連」等詞彙。可見血與脈的密切關係。

中醫師不傳之祕：「諸痛瘡瘡皆屬於心」之理

　　《內經》病機十九條中「諸痛瘡瘡皆屬於心」，指出無論疼痛或瘡瘡之證都與心臟有關，可以從心著手診治。

　　痛證與瘡證皆屬於氣血運行異常、局部組織失於濡養的病證。氣血阻滯的實證多為痛證，氣血不足的虛證多為瘡證。

認識痛證

　　前面提到「經脈者，所以能決死生，處百病，調虛實，不可不通。」可見維持經脈暢通至為重要，後世醫家就提出「不通則痛，通則不痛」的原則，連病人都會直接問說「我是不是血路不通才會這麼痛？」臨床上，確實看到許多痛證都與臟腑經脈的氣血阻滯有關，只要加以疏通即可改善，民間稱這個方法為「通血路」。

　　另外有一種特殊的痛證，來自於身體結構的扭傷、撞傷或骨折等原因，造成局部出血、氣血瘀阻、疼痛及活動障礙等，《內經》有「菀陳則除之」出惡血的治法，後世醫家也有「舊血不去，新血不生」的說法，透過放血來排出離經之血，疏通阻滯的經脈，恢復其能，常有奇效。下面舉兩個案例分享。

案例一：是一位中年男士，某日爬山時不慎扭傷右踝，全身翻滾跌落山溝，導致小腿的脛骨與腓骨閉鎖性骨折。送醫後，因局部嚴重血腫，骨科醫師無法開刀，只能等待血腫消退後再手術，但等候了四天血腫依舊。病人曾陪母親來中醫科就診，於是就坐著輪椅到中醫科求治。因為血腫面積涵蓋整個足背，我們馬上在右足五個趾頭末梢放血，次日血腫消退，隔日就接受骨科手術，術後恢復良好，病人非常高興，親自來中醫科致謝。

　　案例二：是個優雅的六十多歲阿姨，前來中醫科治療內在臟腑疾病。某次診療中，剛巧文具從診療桌掉落，我彎身撿拾時，赫然看到阿姨異常腫脹的右外踝。經詢問才知，原來阿姨十幾年前因右踝骨折，手術後一直腫脹難消，骨科醫師建議再行手術，阿姨害怕動刀，未作治療，就讓右腳維持現狀。阿姨幽幽地說，過去自己是很喜歡穿旗袍的人，但穿旗袍要配繡花鞋啊！右腳那麼腫根本無法穿繡花鞋。所以從那次手術後，就再沒穿過旗袍，非常遺憾。阿姨從來不知道中醫可以治療這種情況，也就沒跟醫師提起。了解情況之後，我們就在右腳對應腫處的趾頭末梢放血，隨著舊血的排出，右踝的腫脹也逐漸鬆緩。經過幾次放血之後，回診時阿姨笑吟吟的秀出腳踝，腫脹已經消很多了，並說近日開始試穿繡花鞋，期望不久之後可以再穿上旗袍！

《黃帝內經》內容大多討論針灸治療，放血也是重點項目，尤其在《素問‧繆刺論》有多種放血的適應證和方法，例如「人有所墮墜，惡血留內，腹中滿脹，不得前後，先飲利藥，此上傷厥陰之脈，下傷少陰之絡，刺足內踝之下、然骨之前血脈出血，刺足跗上動脈，不已，刺三毛上各一痏，見血立已，左刺右，右刺左。」最後提到「因視其皮部有血絡者盡取之」，可見放血之法有其特殊療效，臨床上我們也常配合使用。

　　對於以上外傷導致四肢瘀腫的案例，無論時間新久，第一次放血建議都從四肢末梢，因為出現在體表的瘀腫也許只是整個病情的冰山一角，透過末梢遠端放血，可以釋放整條經脈淤滯的壓力，幾次之後，若是瘀腫範圍縮小，就可在局部放血。

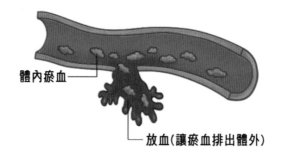

體內瘀血

放血(讓瘀血排出體外)

痛感轉移

　　雖然中醫說疼痛多數是因為氣血不通所致，但從人生經驗以及臨床上發現，「疼痛感」有些時候很容易被轉移。怎麼說呢？

　　平日生活、工作中常有疲憊忙碌、壓力高漲的時刻，例如趕車趕路，準備簡報資料，或是參與運動競賽等，當時全心投入，別無他想，等事過境遷才赫然發現，幾天前就腳踝扭傷腫痛，頭部脹痛，腳趾瘀血無法伸直……，這些狀況早就存在，只是當時的心思全都專注在工作或運動，所以身體的疼痛感就被暫時忽略了！這類情況也常出現在車禍受傷者身上，在身體被嚴重撞擊的當下並不覺得痛，甚至完全不知道發生了什麼事，其實這是人體的保護機制，讓我們免於過度的疼痛與恐慌。

　　依據現代醫學研究，在某些特殊時刻，大腦會分泌一種神經傳導物質「腦內啡或內啡肽（endorphine）」，它是人體自然生成的類嗎啡生物化學合成物激素，能與嗎啡受體結合，產生跟嗎啡、鴉片劑一樣的止痛和愉悅感，是天然的鎮痛劑，所以又稱為「天然嗎啡」或「內在的嗎啡」。「嗎啡（morphine）」是鴉片類止痛劑，直接作用在中樞神經系統來改變人體對疼痛的感覺。一般人或許對嗎啡有負面的觀感，認為它容易讓人恍惚及成癮，但這是「非戰之罪」啊！因為在醫療上嗎啡是許多癌末病友控制

劇烈疼痛、維持生活品質與生命尊嚴的戰友。中醫醫療上也會應用腦內啡，例如「針刺鎮痛」或「針灸麻醉」法，在針刺特定穴位時，腦內啡會大量分泌，且分泌量與鎮痛效果呈正相關。

腦內啡具有緩解「壓力性疼痛的作用（Stress-induced Analgesia）」，當人體受到極大壓力時會主動分泌。腦內啡具有超越嗎啡五倍以上的止痛作用，這讓我們在生命過程中可以轉移痛感，完成使命。除了剛才所提的車禍現場之外，還有運動員在比賽過程中受傷，但為了完成競賽，忍受身體的劇痛，咬緊牙關，持續發揮戰鬥力，爭取最後勝利。軍人在面對戰爭時也是一樣。

腦內啡不僅可以止痛，也能讓人產生愉悅感。體育界有「跑步令人 high」的說法，科學家也證實跑步可以刺激大腦，進而產生腦內啡以提振心情。許多人都有在長跑之後產生快感的經驗，這就是「跑步者的愉悅感」（runner's high）。腦內啡具有令人快樂、保持年輕狀態的特質，又被封為「快感荷爾蒙」或「年輕荷爾蒙」。

腦內啡能讓身體止痛及心理愉悅的特質，都與心臟「諸痛癢瘡皆屬於心」及「心之志為喜」（後文會介紹）的特質不謀而合。由此可知，面對疼痛不僅能從身體層面著手，也可以從心理層面處理。生活中我們常不自覺的利用「轉移注意力」的方法來減輕

疼痛，還有愛的關懷也能減少疼痛，例如孩子跌倒撞傷頭部而痛哭，只要被媽媽抱起來呼呼頭，就會逐漸安靜，痛感也減少。這都是心的力量！臨床上，中醫常藉由心來止痛、安神，道理就在這裡。

認識癢症

癢證多屬氣血不足、局部組織失於濡養的病證，這類患者皮膚都比較粗糙。臨床上多屬於津血不足，常見於平素少飲水或營養不良的人。另外還有飲食重口味，嗜好辛辣油炸，以及長期熬夜的夜貓族等，體內火熱偏亢，煎灼津液，致使津液不足，皮膚乾燥而出現癢證。

認識瘡證

廣義的「瘡」是人體體表外科疾病的總稱，「癰」也涵括在瘡之中。《內經》有關癰病的成因為「五藏不和則七竅不通，六府不和則留為癰。」病理機轉為「邪在府則陽脈不和，陽脈不和則氣留之，氣留之則陽氣盛矣。」歷代醫家也多以熱盛來討論癰瘍。心屬火，因此癰瘍與心火關係密切。如善於治療瘡瘍的連翹，其性苦寒，果實像心，主入心經，能清心火，解瘡毒，又能散氣血凝聚，兼有消癰散結之功。《醫學衷中參西錄》說：「連翹，

具升浮宣散之力，流通氣血，治十二經血凝氣聚，為『瘡家要藥』。能透肌解表，清熱逐風，又為『治風熱要藥』。」

在《內經》病機十九條當中，除了「諸痛癢瘡皆屬於心」與心臟直接相關之外，由於心主火屬熱，還有九條與心臟間接相關：

諸熱瞀瘛，皆屬於火	諸脹腹大，皆屬於熱
諸禁鼓慄，如喪神守，皆屬於火	諸病有聲，鼓之如鼓，皆屬於熱
諸逆衝上，皆屬於火	諸轉反戾，水液渾濁，皆屬於熱
諸躁狂越，皆屬於火	諸嘔吐酸，暴注下迫，皆屬於熱
諸病胕腫，痛酸驚駭，皆屬於火	

生活經驗中，火與熱常有「爆發性」和「急迫性」，例如我們常說某人個性很火爆，事情十萬火急等，病機十九條中的火與熱也符合這樣的特性，例如屬於火者多見神志異常、氣機上衝的病證；屬於熱者多見軀體腫脹、氣機下注的病證。無論屬於火或熱，都出現急迫的病情。

病機十九條之中，就有十條與心臟相關，心臟這位君主之官對於身體的巨大影響力可見一斑。

中醫師不傳之祕：體虛的病人該如何放血？

　　某天門診出現一位面色蒼白、語音低微、呼吸喘促的女病人，由於長期勞累，身心壓力過大，常感胸口如大石頭壓住，氣短無法呼吸，稍動則喘，甚則有瀕死之感。經四診檢查，不僅氣血兩虛，還兼有嚴重的氣血瘀滯。虛證為本，實證為標，脈象沉細弱疾，但仍有一股生機。氣血兩虛須長期調治，氣血瘀滯則會持續損耗氣血。面對這虛實夾雜之證，依據中醫「急則治其標，緩則治其本」的原則，決定予以放血，行氣活血以疏通經絡。

　　當時請跟診的年輕醫師執行此項治療，可把這位醫師嚇壞了，他看病人如此虛弱，擔心放血過程中就會暈過去。我跟他說：「別擔心！病人七分虛證，三分實證，我們先補後瀉。先去把脈，記得這個脈象。再灸幾個強心補氣的穴位，邊灸邊把脈，只要脈象逐漸浮出，跳動安穩且有力，就可以放血了。放血過程中，繼續艾灸。」

　　年輕醫師懷著忐忑不安的心情，一邊加灸，一邊在病人左手小指「兩井一宣」部位（即心經及小腸經的井穴，加上手指末梢的宣穴）消毒，一邊還忙著把脈。過一會兒跑過來說：「沈醫師可以請您過去看看嗎？好像可以放血了！」我一搭脈，脈象果然

浮出，且脈動雖快，但在和緩中出現了力量。我點點頭說 OK。

我後來回診間看其他的病人，突然背後傳來清快明亮的嗓音說：「沈醫師，我好多了！謝謝你們！」回頭一看，竟是剛才那位氣喘吁吁的病人！

後來我們利用這種方法為許多這類情況的病人放血，效果都非常好。施術的重點在於：

1. 先定虛實，再行補虛：首先確定病人的虛實狀況，再決定補法的劑量。補法不侷限於灸法，使用藥物或推拿按揉也可以。對於體虛嚴重者，會從放血前、放血時及放血後都持續點艾灸。

2. 注意脈象，再做瀉法：首先即使是虛人的虛脈，也須有生機才能考慮瀉法。「生機」譬如脈沉取之中仍有動力。

其次最忌諱使用補法之後「脈暴出」，此概念來自張仲景《傷寒論》「少陰病，下利脈微者，與白通湯。利不止，厥逆無脈，乾嘔煩者，白通加豬膽汁湯煮之。服湯脈暴出者死；微續者生。」脈暴出是指由無脈突然出現浮大躁動之脈，此乃陰液枯竭，孤陽無依，陰陽離決的危候，此時得趕緊救治，不可用瀉法。脈微續是指脈徐緩微續而出，此乃真陽漸回，所以是病情轉好的徵兆。使用補法出現這樣的脈象，表示元氣漸回，就可準備使用瀉法了。

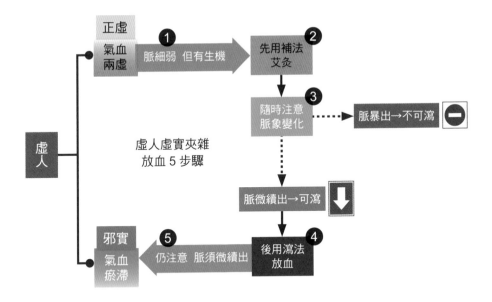

正虚
氣血兩虚

①脈細弱 但有生機

②先用補法 艾灸

③隨時注意 脈象變化

脈暴出→不可瀉 ⊖

脈微續出→可瀉 ⬇

虚人

虚人虚實夾雜
放血5步驟

邪實
氣血瘀滯

⑤仍注意 脈須微續出

④後用瀉法 放血

　　一般人的身體很少是純虚證或純實證，多數都是虚實夾雜，甚至還有寒熱虚實真假的情況，中醫有完整的理論及豐富的經驗來鑑別虚實夾雜與真假。這些理論與經驗都保存在傳統的中醫典籍中，也涵藏在日常生活經驗裡，只要用心體會、虚心學習，融合不同的專業領域以及生活經驗，應用於臨床診斷便能明察秋毫，治療時必能得心應手，左右逢源。

【汗為心之液】

　　流汗是平日生活中常出現的現象，例如天氣炎熱、激烈運動時身體會出汗，緊張時流手汗，趕路時頭部冒汗，唐詩「鋤禾日

當午，汗滴禾下土。誰知盤中飧，粒粒皆辛苦。」是典型勞動汗出的狀況。早年常聽爸媽說：「我們流血流汗，拚命工作，才把你們兄妹拉拔長大！」血與汗代表努力付出，言詞中有著為人父母的驕傲！沒想到近年「血汗」二字出現在媒體報導中，竟然成了「剝削」的代名詞，如「血汗工廠」等，令人喟嘆。

雖然隨著時代演變，遣詞用字的想法也跟著改變，但是從中醫的角度來看，血與汗都是人體很珍貴的物質，應該多加珍惜。

心陽加於陰液成為汗

身體從食物吸收的精微物質會轉化為氣、血與津液，因此，氣血津液都是同一來源，只是功能不同，所以名稱也跟著不同。

以人體形體的陰陽特質來說，無形者屬陽，有形者屬陰。氣無形，屬於陽；精、血、津、液都有形，屬於陰。「津液」整體來說，就是身體所需的各種水液，屬於人體的陰液之一。分開來說，「津」的質地比較清稀，流動性大，主要分布在體表皮膚、肌肉和孔竅等部位，汗就是其中之一，發揮濡養作用，很像體表皮膚的保養乳液。「津」在必要時也會滲入血脈，成為血液的組成部分。「液」的質地比較稠厚，流動性小，主要分布在身體深層，灌注於骨節、臟腑、腦、髓等組織器官等部位，很像組織器官之間的潤滑機油。津與液一般統稱為「津液」，代表體內整體的水液。

《內經》說「陽加於陰謂之汗」，「陽」是體內的陽氣，「陰」是體內的陰液。體內的陰液通過陽氣的蒸騰氣化後，變化成為汗液。這個概念很像用爐火煮壺內的清水，爐火就是陽氣，清水就是陰液，隨著溫度的提高，水液在壺內蒸騰，水面不斷冒出泡泡，變化成為水蒸氣，向上向外發散，汗液也是如此而來。心屬火，心火是蒸騰氣化陰液成為汗液的主要陽氣，因此「汗為心之液」。

　　《內經》說「腠理發泄，汗出溱溱，是謂津。」汗屬於津的一種。就像俗語說的「開門送客」，人體透過腠理開泄的方式將汗液排出體表，即出汗或排汗。「汗出溱溱」也提醒我們，出汗是正常生理現象，可以調節體溫、排出廢物，但應該是微微汗出，如果汗出過多，不僅不能排毒，還會損及心臟而出現心悸、手腳冰冷等情況。

汗血同源

　　汗液與血液皆是胃從食物中吸收的精微物質所化生，而且津在必要時還會滲入血脈變化成為血液，汗就成為血之液。另一方面，如果汗出過多，為了維持人體機能，血液也會轉換成汗液，血也成為汗之液。汗與血兩者都來自食物的營養，功能上互相補充支援，因此中醫說「汗血同源」。明朝醫家李中梓補充說：「心

之所藏，在內者為血，發於外者為汗，汗者心之液也。」

由於汗血同源，生理上互相支援，病理上也會互相影響。例如：汗出過多，就會耗血傷津，嚴重者還會影響心臟機能。夏天常見的熱衰竭，由於劇烈運動和在酷熱環境下流失過多的水份和電解質，無法維持心臟正常機能，導致心血管系統衰竭，出現異常口渴、大量出汗、皮膚溼冷、頭痛頭暈、虛弱無力、噁心嘔吐、面色蒼白等，嚴重時會有躁動、休克，甚至昏迷的險象。另一方面，津虧血少，也會出現汗源不足難以出汗的情況。

因此，中醫臨床上有「奪血者無汗，奪汗者無血」的提醒，亦即對於血虛的人，發汗要謹慎，或者盡量不要發其汗；對於汗已經大出的人，更應慎用動血或放血的方法，或者乾脆不要用此法，以免造成更危險的情況。

各種汗出的意義

汗為心之液，汗出攸關心臟功能，中醫對於流汗有精細的鑒別，試簡述如下：

1.時間與時機：

● 自汗：多在白天，清醒時刻；靜態就易出汗，身體怕風。
　多屬於陽氣虛。

● 盜汗：多在夜間，睡眠時刻，醒則汗止，古人稱「寢汗」，

台語稱為「流慶汗」。多屬於體內有虛火，同時也要開始
注意心臟功能。

2. 味道與溫度：

● 冷汗：汗的溫度偏涼，味道沒有明顯鹹味。多屬虛證，尤
其是心臟氣虛。

● 熱汗：汗與體溫差不多，有鹹味。多屬實證及熱證。

3. 特殊狀況：

● 更年期的汗出：常伴隨身體陣陣潮熱。與荷爾蒙改變有關，
中醫調理效果不錯。

● 夏天的多汗：暑熱大汗淋漓，損傷元氣與津液，出現口乾
舌燥，疲倦氣短、脈弱等現象。在此要跟大家介紹一個好
用的藥方「生脈飲」，它只有三味藥：人參、麥門冬和五
味子，可以益氣生津，斂陰止汗。夏天時常會推薦給病人
作為預防中暑的秘方。有趣的是，方名「生脈」與暑熱無關，
反而體現了心主脈、主汗，以及暑氣通心的特質。

● 暈針的多汗：針灸時如果出現暈針現象，病人會身畏寒，
冒冷汗，面色轉為蒼白，手足冰冷，嚴重者會閉眼神昏等。
此時心臟之氣急遽衰弱，要趕緊強心護心氣，心經的少府
穴便是強心的好穴。

中醫師不傳之祕：臨床上還有三種特殊汗出

1. 身體失調而出現汗出：

《金匱要略》提到「風濕，脈浮，身重，汗出惡風者，防己黃耆湯主之。」

本證是因為自身的正氣不足，衛表之氣不固，加上外在風邪侵襲，水濕鬱於肌表所致，出現身體沉重、汗出、怕風的症狀。

防己黃耆湯，由防己、黃耆、白朮、炙甘草、生薑及紅棗組成，可益氣固衛，健脾祛濕，祛風止汗。本方因為可以排水氣，加速脂肪分解，治療虛胖水腫，已經成為現代減肥方之一。

個人在讀日本漢方時，發現日本人對於病人的觀察很全面，也很細微生動，尤其本方特別有趣。謹摘錄如下：

【應用】用於體表有水毒，且表虛而下肢的氣血不順者。

【目標】以表虛，下焦虛，由於腎臟障礙所引起的各種症狀為目標。

以色白，筋肉柔軟，虛胖體質而容易疲勞，汗多，小便不利而下腹發生浮腫，膝關節腫痛者為目標。又多用於中年以後的有閒婦女，肥胖而容易疲勞，且感覺身重者。

【主治】本證的婦人，身體虛胖，多為希望減肥。且常感身重，

懶於起居活動。……外出時因為走起路來感到疲倦，所以常利用汽車，較少勞動身體，因此愈益肥滿。食量也很小，……大多喜歡喝茶，……月經量往往稀少，且常不順。有多汗症，夏天時汗出如流。這類婦女過了五十歲之後，大抵都會發生膝關節疼痛。又每到傍晚時，兩腳會浮腫。（《漢方處方解說》，正言出版社）

簡單說，適用防己黃耆湯證屬於貴夫人，身形白白胖胖，有錢有閒的都會區婦女，稍微一動就全身是汗，常帶手帕或面紙頻頻擦汗，家裡有阿嫂，出門必搭車，正餐吃不多，常在咖啡廳喝茶或咖啡與姐妹淘交誼。多精準的敘述啊！臨床上遇到這類病人，投用本方，效果超好。

2. 為了治療而發汗：

民間都知道，一旦感冒受涼，只要趕緊喝碗熱呼呼的薑湯，躲到被窩裡，悶出一身汗之後就會好了。中醫也有類似的治療方法，如果身上無汗，可以服用麻黃湯發汗；如果有出汗，可以服用桂枝湯來微微出汗。此處的出汗是為了治病，但汗為心之液，所以切記不要大汗出，否則會百病叢生。

3. 治療過程中發汗過度的後遺症：

前面提過，治病不要發大汗。若汗出太多就會出現後遺症，

例如：《傷寒論》提到「發汗過多，其人叉手自冒心，心下悸，欲得按者，桂枝甘草湯主之。」此人正因發汗過多，損傷心臟陽氣，出現心臟快速跳動的心悸，很想用手按住心臟，以減緩它的跳動。桂枝甘草湯只有桂枝和甘草兩味藥，是治療心臟疾病的基本方，也是天下第一方「桂枝湯」的祖方，非常重要，後文會介紹。

「汗為心之液」和「汗血同源」的中醫觀點，提醒我們平日要避免「汗出過多」以及不要「汗出當風」，因為出大汗會傷心臟；汗出之時，毛細孔大張，此時若不避風，被風邪入侵人體，肺主一身之表，還會損傷心臟及肺臟。這是很重要的養生保健原則。

《內經》說古代聖人在教化人民時，提醒身體上對於「虛邪賊風，避之有時」，避免被外在邪氣侵襲而加重心臟負擔；心理上要「恬淡虛無，真氣從之，精神內守」，維持心情的平和，讓君主之官可以神志清明。可見身心共治自古就是中醫的特色。

【心主面與色】～其華在面，其榮色也

一如「脾之華在唇」，從嘴唇可以看出脾臟的功能，「心之華在面」意思是心臟的機能會顯露在面部，只要觀察面部就能了解心臟情況。此外《內經》還說「心……其榮色也。」意思是身體的顏色及其變化也是由心臟管轄。因此面部的顏色更能呈現心

臟狀態，例如面色紅潤表示身體健康，面色黯沉多血絡表示心氣血瘀滯，面色蒼白表示心氣血不足。

人體面色的變化不僅與心臟有關而已，《內經》說：「十二經脈，三百六十五絡，其血氣皆上於面而走空竅。」由於所有經絡的氣血都會上達面部，所以，面部也會反映出五臟六腑及各組織器官的狀況。以五臟為例，五臟對應五色，面部顏色大致可以分為青、赤、黃、白、黑。

望色就是觀察面部顏色與光澤的一種望診方法。望面色分為兩類：正常的面色「常色」和生病的面色「病色」。

常色──人體在正常生理狀態，亦即健康時的面部顏色

健康的面部無論是何種顏色，都必須是明亮潤澤。常色又分為主色、客色。

● **主色**：是與生俱來的基本面色與膚色，也是面容的主要顏色，就好像家中的主人一樣，所以稱為「主色」。

例如非洲人是黑色，印第安人是紅色，歐洲人是白色。我們是黃種人，多數人的面色都偏微黃。但許多人卻認為「一白遮三醜」，所以女性同胞使盡所有美白方法要讓皮膚顯白，這個舉動常讓中醫師在診斷時要傷點腦筋，才能透視出真正的主色。

● **客色**：當內在心情波動或外在環境改變時，面色與膚色也會因應出現短暫變化，這就像暫時來訪的客人一樣，稱為「客色」。

例如正常人冬天天冷時，血管收縮，臉色是黃中帶白；夏天暑熱時，血管舒張，臉色會黃中微帶紅色。而情緒起伏時，面色也會跟著變化，若是看到心上人，一時害羞，臉色漲紅；受到驚嚇，則臉色刷白或發青等。這些膚色都不是與生俱來的顏色，只是暫時性的變化。

依此來看，俗語說的「黃臉婆」應該是客色吧！沒有人天生就該有黃臉婆的氣色。許多終日辛勞的婦女被生活瑣事給拖磨，不僅無暇妝扮打理自己，失去年輕時的風采，變得邋遢不修邊幅，加上心情鬱悶，表情愁苦，言語乏味，逐漸成為令人望之卻步、不想靠近的「黃臉婆」！在此也敬告被稱為「黃臉婆」的人，不要一味怪罪家人的刻薄言詞。因為心主面與色，也跟言語表達有關，走上「黃臉婆」的第一步，絕對是我們在心理上先放棄了自己，才會讓身心狀態持續沉淪。請記得翻閱《卷三》脾經，趕緊找回自己的幸福 DNA 吧！

病色──人體在病理狀態，亦即生病時的面部色澤

中醫認為疾病主要與臟腑經絡功能失調有關，失調的臟腑經絡會透露出它所對應的顏色。

● **青色**：是肝的對應色，主要與肝病有關，包括氣滯、血瘀、寒證、痛證、受驚嚇等。

● **黃色**：是脾的對應色，主要與脾病有關，包括濕邪停滯、脾氣虛弱、營養不良等。

但須注意一點，臨床上常遇到病人緊張兮兮的打開手心，說自己的手心近日逐漸變黃，會不會是得了黃疸？黃疸病與脾病有關，但如果只是皮膚發黃，眼白並沒有變成黃色，就不是黃疸病，極有可能是因為吃多了外觀黃紅色，像木瓜、紅蘿蔔、芒果、南瓜等富含胡蘿蔔素的食物，導致血液中的胡蘿蔔素含量過高，沉積在皮膚就變成黃色，尤其是手心和腳底最為明顯，稱為「胡蘿蔔素血症」。這種色澤情況與脾病無關，只要暫停或減少攝取這類食物，皮膚就會恢復主色了。

● **赤色**：是心的對應色，主要與心病有關，包括火熱證、痛證、氣血瘀滯等，如高血壓患者會呈現暗紅臉色，甚至面部還會出現細細血絡等。

● **白色**：是肺的對應色，主要與肺病有關，包括衛表氣虛、氣血虛弱，如大失血，或過度疲勞者。

● **黑色**：是腎的對應色，主要與腎病有關，包括腎精不足、

水飲停蓄、體內陰寒過盛、痛證、嚴重瘀血者。

某方面來說，黑色是赤色的加強版，就像俗語說的「紅得發紫，紫到發黑」，從罹患瘀血及痛證者來看，面色黯黑的人所承受的痛苦及病情的嚴重程度遠遠大於面赤者。

整體而言，無論主色或客色，最好都有光澤，中醫稱為「有華」，對主色而言，表示體質良好；對客色而言，表示病情較輕。顏色暗沉，中醫稱為「無華」，對主色而言，表示體質較差，容易生病；對客色而言，表示病情轉重，要特別注意。

心所主導的面部與顏色與我們的身體和心理狀態相關。

從心理層面來看：日常生活中與人相處，常常會看到他人的臉色與表情變化，俗語「察言觀色」指觀察他人的言語及神情來了解其心意，但若到了「看人臉色」就含有負面的觀感，要謹慎控制自己可能會透露出來的情緒，以免影響人際關係。

從身體層面來看：我們在認識自己的主色與客色之後，記得常常照鏡子，看看自己的臉色，不僅有助於平日的自我保健，萬一生病之後，也可以了解病之所在，掌握病情的發展趨勢，及時治療。

臨床上常遇到有關面色的趣事。例如東部鄉親由於戶外勞動

多，面色都比較暗，導致許多太太們都以為另一半原本就是黑皮膚的「黑肉底」。但在治療期間面部黑色逐漸脫落，我常笑說是「落漆」，逐漸出現有光澤的粉嫩膚色，才恍然大悟竟然「誤會」先生這麼久！其實脫落的正是長期勞動所造成的客色，或飲食上不知節制所產生的病色。治療後氣血循環改善，出現宛如雲破天開之後的主色。

由此推論，試問「中醫可以美容嗎？」答案呼之欲出，當然可以呀！而且是來自健康的身體所透露出來的真實膚色喔！

相由心生：因為心之華在面＋心主神志

人類面部不僅有顏色的變化，還有肌肉動作的變化，「心之華在面」，也可以逆向思考為面部的組織為心所管轄，包括面部肌肉和口腔黏膜組織。

面部肌肉主要是顏面表情肌，它是扁薄的皮肌，位置淺表，可以摸得到、看得到。它起自顱骨的不同部位，止於面部皮膚，主要分布在面部孔裂的周圍，如眼裂、口裂和鼻孔周圍。

面部肌肉的功能有二：一是成為面部孔裂的開關，例如睜眼、閉眼、眨眼等；二是在面部呈現出各種表情，如擠眉弄眼以及表達喜怒哀樂等情緒。

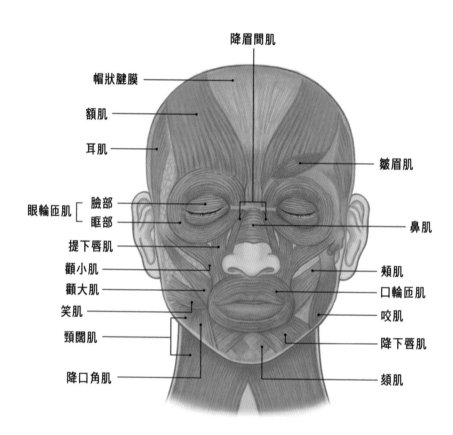

降眉間肌

帽狀腱膜

額肌

耳肌

皺眉肌

眼輪匝肌 [瞼部
　　　　　 眶部

鼻肌

提下唇肌

顴小肌

顴大肌

頰肌

笑肌

口輪匝肌

頸闊肌

咬肌

降口角肌

降下唇肌

頦肌

面部肌肉圖

因此「心之華在面」加上「心主神志」，透過面部肌肉動作就能呈現心裡的想法，就像嘴唇向兩側上揚的笑容代表開心，緊緊抿嘴的嗔容代表小生氣等。時間久了，這些面容也定型了，「相由心生」就是如此而來。

　　上述中醫的說法看起來很嚴肅，但心與面部的關聯在日常生活中處處可見，例如：過度強調自尊心的「好面子」，重新振作須「洗心革面」，得意時「滿面春風」，慨嘆人心難解「知人知面不知心」等，大家其實都了解面部會反映出心裡的感受與想法。

臉的膚色也能看出個性：心其榮色也

　　我從小就喜歡看古典小說，印象最深刻的就是《三國演義》，運用臉部顏色來代表個性，例如桃園三結義的劉備「面如冠玉」屬於白色，個性較為懦弱；關羽「面如重棗」屬於暗紅色，性格忠義；張飛「豹頭環眼」，未提到面色，後世認為張飛應該是黑臉，個性剛直。這種以面色傳遞個性與京劇中結合演員臉譜來呈現個性的方式不謀而合。

　　記得生平第一次看京劇是高中時由熱愛京劇的同學引領進入國軍文藝活動中心。之前沒特別接觸京劇，那天完全是劉佬佬進大觀園，「外行看熱鬧」的情況，由於聽不太懂演員唱腔內容，

轉而專心欣賞各種臉譜和具有濃厚暗示意味的動作，別有趣味。

　　學了中醫之後，發現京劇臉譜可謂是心的面與色最佳闡釋者。京劇臉譜有段有趣的歷史故事。聽說早期戲班以露天演出為主，為了讓離戲台較遠的觀眾可以看清楚演員的面部表情，特別在臉上以粉墨、油彩直接勾畫出臉譜，讓觀眾們都能一目了然。隨著戲曲藝術的提升發展，京劇吸收地方劇種臉譜優點，並加以創新，臉譜的內涵越來越完整，藉由誇張的色彩和線條，突顯人物的性格，並表達對於人物的褒貶評價。簡單的說，「臉譜」就是以「臉部化妝來譜出人物的個性與心裡想法」，讓觀眾一看面部就能了解其內心。

　　京劇臉譜是靜態的表現，另有動態的臉譜，如川劇的「變臉」，演員能在轉瞬間，不換場就變換五種臉相，包括喜、怒、哀、樂、憂傷等。藉由臉相的變化，將劇中人物的內心起伏表現得淋漓盡致，其面容轉換之快，內容色彩之豐富，令人為之驚嘆。這都跟心主面與色概念一致，尤其面部的表情和顏色都會透露心事，所以面色就常常處於變動之中。俗語「翻臉無情」，雖然帶有負面的情緒，但想想人的心念一直在改變，面容當然也會隨之變化，翻臉是必然的，至於是否無情，就請自行商榷囉！

中醫師不傳之祕：
「陽明主面」跟「心之華在面」有何不同？

過去只要上經絡系列課程，對於「陽明主面」跟「心之華在面」總會特別加以說明，因為說法上很容易混淆，了解之後臨床上卻很好用。

首先，在循行方面：

手足陽明經都分布於面部，而且是大面積的包覆。

心為君主之官，也頗好「面子」，心經經別即以君臨天下之姿，從心「上走喉嚨，出於面，合目內眥」。因此大腸經、胃經及心經都抵達面部。

其次，在組織結構方面：

脾胃主肌肉，所以主管面部肌肉的豐厚或瘦削，亦即面部肌肉的形狀。

心主神志，除了主管面部肌肉活動，透過表情傳遞內心想法之外，還管理面部眼、耳、鼻、口、唇舌等官竅的精細感受、記憶與情緒（詳細內容後文介紹）。心主血主脈，諸痛癢瘡皆屬於心，除了掌理面部血液循環之外，還包括痛癢感，痛癢的感覺與神經系統有關，因此心又與面部神經有關。

心開竅於舌，舌位於口腔內，心經因此與口腔有關聯，尤其是口腔黏膜。狹義的口腔黏膜，包括上下唇、齒齦、舌頭前 2/3、硬顎、頰黏膜、口腔底部以及臼齒後三角區。

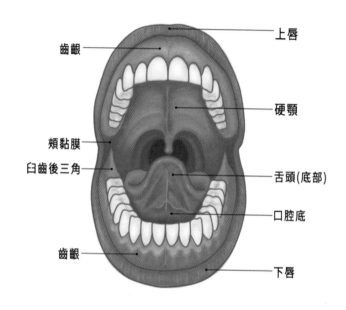

心經系統與口腔黏膜的關係是從治療面神經麻痺患者經驗而來。曾治療一位陳舊性面神經麻痺患者，依據陽明主面等傳統理論治療一段期間之後，面部肌肉僵硬麻木的問題都有改善，唯獨口腔的頰黏膜一直很緊硬沒有進展，病人張口不利，感覺遲鈍，影響進食、咀嚼和語言。後來配合心經治療，竟然逐漸改善。查

閱資料，才體會心經屬於陰經，分布在人體較深處，心經經別從喉嚨深層上行到面部這個皮肉比較薄的部位，《內經》因此用「出」字來形容，並不是指循行於面頰淺處之意。

此後，常常運用這個概念治療各種口腔黏膜疾病，尤其是台灣常見的口腔癌，好發的部位就在於舌頭及頰黏膜，都能改善局部血液循環，舒緩肌肉緊繃，提升活動範圍。

中醫師不傳之祕：
「其榮色也」的其他臨床應用

心「其榮色也」，在臨床上還有很高的指導與應用價值。

平日門診時常與跟診醫師説：「我們每天都在閱讀身體！」因為身體會透過經絡系統將身體及心理的秘密顯現於體表，亦即「有諸內必形諸外」的概念，所以只要掌握和善用中醫理論，就可以及早發現病苗與治療，達到「上工治未病」的預防醫學。

臨床上，主要以望診及切診來閱讀病人的身體，例如在額頭靠近髮際附近若發現局部細小毛髮異常增多，肌膚腫緊，顏色暗沉，甚至出現斑點或血絡……，都代表局部氣血阻滯。

我常以河流上的淤泥來解釋這個現象給病人及醫師聽──

人體的經脈猶如河流，若水流順暢，河面上不會有其他雜物；

惟有水流不暢，出現淤泥之後，才會長出植物。因此額部髮際增多的毛髮就宛如河中淤泥上的植物，心主血主脈，局部腫脹暗沉和血絡，不僅是氣滯血瘀的明證，更是心「其榮色也」的表現。

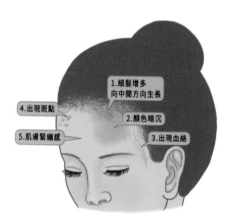

1.細髮增多
向中間方向生長

2.顏色暗沉

3.出現血絡

4.出現斑點

5.肌膚緊繃感

　　一旦額部出現這些異常現象，連帶同側的肢體和器官也容易出現病變，例如出現在左側額頭，左側頭部及肩頸也會僵硬疼痛，左胸悶痛，胃脹氣，左腰背緊等，本證多屬膽經氣血鬱滯，故膽經循行所過部位及臟腑都受影響。這也展現了中醫的系統觀，看似無關的多項疾病，透過經絡系統連結，其實都有關聯。

　　這種情況同樣會出現在身體其他部位，毛髮、顏色改變及血絡都是很好的表徵。例如小腿上的腿毛，一般都約略朝著同一方向生長，若局部出現毛髮逆長，表示氣血循環有礙，再配合所在部位的經絡，就可以確定病性及病位了。

還有東方男性一般胸口的毛髮較稀疏，臨床上見到胸毛濃密捲曲的病人，年紀漸長後，常兼有心臟疾病。

　　後來讀到《靈樞‧刺節真邪》，黃帝與岐伯討論人與天地相應時，舉例「下有漸洳，上生葦蒲，此所以知形氣之多少也。」與個人想法不謀而合，驚為天人！「漸洳」為低濕或泥濘之意，「葦蒲」指蘆葦及蒲草，都是生長在淡水河邊、沼澤濕地的草本水生植物。這段文字的意思是土地下方若是潮濕泥濘，上面就會長出葦蒲這類水生植物，因此只要看到葦蒲，就可以推論漸洳的存在。身為醫者也可藉此概念，從人體外表現象來判斷病人內在形氣之多寡。「下有漸洳，上生葦蒲」這八個字，正好印證了臨床之所見與所論。

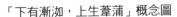

「下有漸洳，上生葦蒲」概念圖

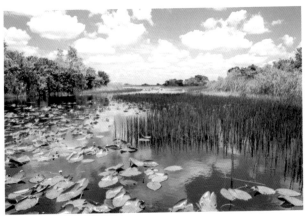

shutterstock

中醫師不傳之祕：
五輸穴中滎穴特性的臨床應用經驗

一位從國外前來跟診的醫師，在學習即將完成時，慎重其事請教其多年難解的問題：「什麼叫做『滎主身熱』？它的原理為何？」此事説來話長，我們就從基本觀念介紹起吧。

人體十二經脈循行路線有長有短，穴位數有多有少，然而無論經脈長短或穴位多寡，每條經脈猶如河流，經脈之氣在人體四肢運行就像水流一樣，從小到大，由淺而深。在手足腕膝關節以下部位會有五個特別的穴位點，讓這些經氣從手足指末梢淺出，再循著四肢向上而深行，最後合入手腕及足膝關節。每條經脈皆有特殊穴位點：井、滎、腧、經、合，統稱為「五輸穴」。《內經・靈樞》説明五輸穴的經氣流動狀況：「所出為井，所溜為滎，所注為腧，所行為經，所入為合。」

有關五輸穴的特性，《內經》與《難經》各有闡釋：

《內經》説：「病在藏者，取之井；病變於色者，取之滎；病時間時甚者，取之腧；病變於音者，取之經；經滿而血者，病在胃，及以飲食不節得病者，取之於合。」

《難經》説：「井主心下滿，滎主身熱，腧主體重節痛，經主喘咳寒熱，合主逆氣而泄。」

後世醫家再將五輸穴配上五行，陰經以木火土金水為序，陽經以金水木火土為序，陰經與陽經的五行剛好呈現相剋關係。可參閱下表。

五輸穴		井穴	滎穴	腧穴	經穴	合穴
《靈樞》		病在藏	病變於色	病時間時甚	病變於音	經滿而血者，病在胃，及以飲食不節得病
《難經》		心下滿	身熱	體重節痛	喘咳寒熱	逆氣而泄
五行	陰經	木	火	土	金	水
	陽經	金	水	木	火	土

《難經》所述的五輸穴特色與陰經所連結的五臟五行相關，如井穴有肝木特質，故主心下滿；滎穴有心火特質，故主身熱；腧穴有脾土特質，故主體重節痛；經穴有肺金特質，故主喘咳寒熱；合穴有腎水特質，故主逆氣而泄。

《內經》的論述比較複雜，還與經氣的流動有關，如井穴是經脈經氣所出的部位，也可視為經脈的根本，因此主五臟之病；滎穴與前述「心其榮色也」有關，臨床上我們常將兩個概念合用在生理與病理方面，直接說「心主病變於色」。其餘內容由於篇幅有限，此處就不加以論述。

榮主身熱

對於許多醫師來說，透過陰經與陽經的五行相剋關係，大致可以理解兩本典籍所述概念，唯獨「榮主身熱」較難解釋，因為陰經與陽經的榮穴五行剛好是火與水的關係，榮穴又是如何主治身熱呢？

首先要說明，每個穴位都具有雙向調節能力。在《卷二》大胃王書中，介紹豐隆穴時說過本穴主治是「該豐隆而不豐隆，不該豐隆而豐隆」，繞口令般的特色，其實就是雙向調節的概念。

有了這個概念之後，再看榮穴「病變於色」及「主身熱」的特質，正好與心臟「其榮色也」，「五行屬火」的特質相符，《難經》榮穴所主的身熱就是體溫異常：「身體該熱而不熱，不該熱而熱」的情況。加上心主血主脈，榮穴就可經由調整經脈來改變溫度，回復到正常的體溫。以下再詳細說明。

什麼是「該熱而不熱」？簡言之，就是陽氣不足的身畏寒。
什麼是「不該熱而熱」？簡言之，就是陽氣過旺的身燥熱。
以上兩種情況，一虛一實，都可選用榮穴來讓體溫恢復正常。

那榮穴如何調節呢？

人體的下視丘內有體溫調節中樞，以調控皮膚血管「熱脹冷縮」的方式來調節溫度。隸屬於經脈的滎穴，在心的主導之下，透過調節經脈的寬窄度，以「冷脹熱縮」的方式，控制流經的氣血量來調整溫度。

例如當身體陽氣不足，身畏寒時，寒主收引，容易出現弦細脈，滎穴可以擴張經脈，使流經的氣血量增多，即「冷脹」法，溫度就會升高而讓身暖；反之，當身體陽氣過旺而身燥熱時，容易出現洪大脈，滎穴可以窄縮經脈，使流經的氣血量減少，即「熱縮」法，溫度就會減低而回復常溫。

臨床上做針刺治療時，常在四周遠端的部位取穴行針，患處會產生煦煦的熱象，表示經脈的調整已然啟動。若是熱證，會從體表噴出熱氣，體溫逐漸降低；若是寒證，患處或全身溫度會逐步提升，表示氣血已經傳送至該處，身體會逐漸暖和。

滎主病變於色

滎穴透過調節經脈中氣血流量來改變溫度，其實也是一種「變化」概念。「病變於色者取之滎」，「色」是指一個人的神色、氣色跟顏色等，這些都是臟腑經絡氣血反映體表的情況。由於滎穴可以調節經脈，改變氣血循環量，當臟腑經絡氣血異常，導致身體外表出現顏色的變化，例如氣血淤滯的暗沉色，氣血不足的

淡白色等，都可以透過滎穴調整。

　　臨床常使用兩個滎穴：肝經的行間穴與心經的少府穴為主穴，來治療眼眶周圍的黑眼圈，當場就會看到黑眼圈宛如水墨暈開，逐漸變淡。年輕的謝惠卿醫師在「經絡磐石」粉絲頁稱此為「影滎針」，切合主題，非常有趣。內容如下：

　　熊貓眼不再黑～使黑眼圈隱形的「影滎針」

　　你也跟我一樣每天忙碌、睡眠不足？長時間盯著電腦等 3C 產品，造成眼睛過度疲勞和眼睛周圍血液循環不良，使得眼下皮膚表層出現「浮腫及藍黑色眼暈」，這時眼睛周圍看起來像上了層黑黑的眼影，無時無刻都在向全世界宣告：「我好累」，「每天都沒有睡飽」，即使用再厚的遮瑕膏也遮不住那疲累的痕跡！

　　在這裡要告訴你比遮瑕膏還強大的淡化黑眼圈的小秘密，讓你的黑眼圈瞬間「隱形（影滎）」～要淡化黑眼圈，可以運用經絡循行和五俞穴屬性的概念：

　　心經和肝經經脈循行其支脈都會聯繫到「目系」＋五輪穴的「滎」主「色變」。選用心經滎穴（少府穴）＋肝經滎穴 (行間穴) 來調理深深的黑眼圈。

　　● 少府穴：手掌面，第四、五掌骨之間，掌遠紋中。握拳時，當小指尖所指處。橫與勞宮相平。因為針此穴較痛，所以通常會由

手背的中渚穴透少府穴。

● 行間穴：足背第一、二趾趾蹼緣後方赤白肉際處。

臨床案例應用：

一位黑眼圈很深的女性病患來到診間求診，看起來非常疲倦，針了中渚透少府＋行間穴後，黑眼圈瞬間變淡，非常神奇。除了針灸之外，還要注重衛教，才能幫助患者早日脫離熊貓眼之苦。

烏青眼的中醫治療經驗

之前在台北看診時曾開「中醫眼科特約門診」治療各類眼病，基本上都從遠處施針。特約門診中，除了一般性的眼疾之外，偶而也遇到被針直刺眼部之後局部出血而導致「烏青眼」的情況，甚至出現視力障礙。眼睛是非常精細的組織，一旦因為外力導致出血後，「血從何而出？壓迫到那些組織？血又該從何而散？」這些問題都難知曉，其實是很可怕的事。尤其在未來的歲月裡，如果離經之血未散，長期瘀阻在眼內，停留時間越長，後續的負面影響越大。

為了病患的未來著想，除了一般療法之外，我們還會努力縮短血瘀阻在眼內的時間，以減緩可能產生的後遺症。但該如何處理？

1. 在與瘀血同側的眉骨上放血，盡量多擠出血。如果瘀滯嚴重，可以配合循經的井穴放血，例如接近上眼周部位的可選膀胱經至陰穴，接近下眼周部位者可選胃經厲兌穴等。

2. 事後衛教病人：

少用眼，多閉眼休息。出血 2~3 日之後，可以配合熱敷。

多數病患經過以上兩法治療後，瘀血可以在二、三周內完全消退，恢復視力。

2. 心理功能的心：

- 心主神志與藏神
- 心開竅於舌，其聲為言
- 心之志為喜，五聲為笑，五味為苦

「心」是五臟六腑之中，在日常生活當中出現最多的字眼。譬如「心」裡做決定要買這本書，現在捧在手中，用眼睛看書，嘴巴讀書，書上許多內容讓您「心」有所感，越看越有興趣，很開「心」擁有這本書！生活之中處處可見「心」的影子，這是因為心承擔生命之中所有事務，包括身體狀況以及心理感受，《內經》也說「任物者謂之心」正是此意，中醫看心不只是看心臟，更要看心情。

【心主神志與藏神】

中醫的心統轄現代的腦

現代人看到「心」直覺會想到「Heart」，在中醫來看，心不只是一團會跳動、將血泵出的肌肉而已，「心」不單指生理上的心臟器官，中醫把「心」視為「腦」，稱腦為「元神之府」，並指出「神統於心而宅於腦」，以心為體，腦為用，中醫所說的心臟管轄現代「腦」的功能。

心臟屬於五臟，透過經絡系統的連結，與四肢軀幹相聯繫成心臟的經絡系統，加上心主神志與藏神的特質，再與感官、情志、情緒等相連結，等於涵括了現代醫學所講的心臟，以及腦部的感知、辨識、情感、記憶等功能。所以，中醫看心不只是一顆會跳動、將血泵出的器官而已，將「腦」納入「心」正是掌握人的意念與產生情感的源頭。

心與腦相通，而且心是腦的主宰，中國人所說的「心」是有感受的，即使英文也是一樣：straight from my heart（發自內心的感受）。以上種種都在說明，一般人所認知的心，不僅僅是醫學上的心臟而已，而是將情緒，神志也納入「心」之中。心主藏神，神志能夠安定，神藏於心，情緒才能平穩。

前面說到「心」這個字，在中文裡表達個人感受時常常用到，因此日常生活用語中，以「心」所延伸的詞語，比起其他身體部位來說是最多的，可見先人早就已經理解，心不僅僅是只會跳動的心臟而已，它還包括了人的情緒和情志。以下列舉一些用「心」字來表達情緒的用語，諸如：

表達情緒用詞：快樂情緒的開心；悲傷情緒的心碎，心酸，心灰意冷，心力交瘁；痛苦情緒的錐心之痛，心亂如麻，心在淌血，死心等等。

表達意志力用詞：決心、熱心、信心、醉心、齊心協力等。

呈現心識存在用詞：心意、心思、心念、心田、心坎兒裡等。

這些心的表情與心的存在的樣貌，幾乎涵蓋了一個人當下的整體心識狀態，也呼應了中醫心主神志的思想。

就像每個人年輕時大都有過失戀的經驗，能深深體會「心碎」和「心痛」的滋味，那並不是心臟真的在痛，而是情緒的失落讓胸口的心區很難受，牽引著情緒隨之沮喪低落，茶不思飯不想，輾轉難以入眠，誰說少年不識愁滋味呢？！

我有一個總愛在工作時播放歌曲的老爸，小時候常跟在爸爸

身邊聽歌，印象最深刻的是〈望春風〉裡有一句「心內彈琵琶」。鄉下小孩吃過水果枇杷，卻沒看過樂器琵琶，所以一直無法理解如何在心裡彈枇杷？每次聽到這句歌詞總是一頭霧水。直到上了高中後，才逐漸體會「心內彈琵琶」是巧妙暗喻忐忑不安的心情，不禁讚嘆作曲者深厚的文化底蘊和雅緻！同時，各位現在理解為何我的診間總是充滿音樂了吧！

神志對身體的影響

有關情志對於身體的影響，《內經》有許多論述，例如：

喜則氣緩：喜則氣和志達，榮衛通利，故氣緩矣。

悲則氣消：悲則心系急，肺布葉舉，而上焦不通，榮衛不散，熱氣在中，故氣消矣。

驚則氣亂：驚則心無所倚，神無所歸，慮無所定，故氣亂矣。

思則氣結：思則心有所存，神有所歸，正氣留而不行，故氣結矣。

心情歡喜讓人氣機和緩放鬆，胃口大開，夜間好睡；心情悲哀讓人氣機消散，胸悶氣短，頭暈心悸。心主藏神，神有所藏，心才能安定。如果受到驚嚇，會讓心無所倚，神無所歸，心神不安則氣機混亂，心臟亂跳，手足顫抖；思慮過度會讓心有所存，

神有所歸，鑽牛角尖，導致心神停滯而氣機打結，沒胃口不想吃，四肢無力等。

心臟與情緒之間互相影響

中醫認為人體的氣血循環正常，身體就會健康；一旦氣血循環有障礙，疾病就會產生，因此中醫特別強調「不通則痛，通則不痛」的觀念。由於氣是血的先鋒，氣行則血行，氣推動血液在人體內的運行分布，所以中醫特別強調「百病生於氣」，《內經》還指出七種情緒對於體內持續運行的氣機所產生的影響：「怒則氣上，喜則氣緩，悲則氣消，恐則氣下，驚則氣亂，勞則氣耗，思則氣結。」例如生氣的時候，怒氣會向上衝，面紅耳赤，頭痛頭暈，甚至吐血；歡喜的時候，氣機順暢而和緩，身體比較放鬆；受到驚嚇的時候，六神無主，心無所倚，神無所歸，慮無所定而導致氣息紊亂等，都說明了情緒對於身體的影響。

中醫的「心」主管神志狀態，只要心神安定，一時的情緒波動很快就能平復，反之，若心神不安，一點點干擾刺激都會導致巨大的情緒反應。另方面，長期的情緒失調也會影響心神的安定。所以，心既是情緒控管的最高單位，有穩定情緒的作用，同時又是情緒衝擊的最前線，很容易被情緒所影響，這樣的特質，讓心

成為敏感且易受傷的臟腑。

　　由於其餘四臟也都與神志有關，如脾主思，肝主怒等，若功能失調也會影響心維持神志清明穩定的能力，因此要安定神志，就必須採用多方位診治法，如：補養心肺脾氣血，滋腎陰養心血，溫補心腎陽氣等補法以安神；清肝熱瀉心火，活血破血通絡等瀉法以安神；還有針對受到驚嚇而心神慌亂不安，特別使用金石介類等藥物的重鎮安神法等。

　　在心理與身體互相影響下，中醫看心臟疾病，有時是病因，有時是結果，所以中醫診治心臟疾病，不會只看到心臟問題，而是透過中醫學特有的整體觀，從經絡及臟腑來揭露身體、情緒、情志的影響，兩造齊下治療。

【心開竅於舌，其聲為言】

　　《內經》說「舌者，心之官也。」「心氣通於舌，心和則舌能知五味矣。」舌頭是心的官竅，心開竅於舌，舌頭與心密切相關，我們可以經由舌頭來了解心臟機能，心臟機能正常，舌頭就能品嚐出食物的味道。

　　除了飲食以外，加上「其聲為言」，表示舌頭也跟語言有關，一般人就會直接聯想到善於說話的「三寸不爛之舌」。由於心主神志，心裡的想法通常透過語言來表達，如果心神正常則辭能達

意，若心神混亂則辭不達意，甚至不知所云。

「溝通」是人類社會化過程中很重要的能力。對於動物來說，無論是狼嚎、狗吠或貓叫，這些聲音都是彼此間重要的溝通與聯繫媒介。對於高等動物的人類來說，在心臟這位君主之官的主導下，聲音透過舌頭變成有意義的語言，擁有更豐富的內涵，所以《內經》說「心其聲為言」。

語言是人類的社交工具，也是文化的縮影，我對此深有體會。年輕時曾數度到國外自助旅行，體驗不同的文化，順便學習當地一些簡單的語言，打打招呼殺殺價還蠻管用的。不同語言具有特定的發聲和表達方式，透露出獨樹一幟的文化內涵，每一種語言都是文化的呈現，不僅有趣也很珍貴。

猶記第一次去馬祖巡迴醫療時，聽到診間外面慷慨激昂的談話聲，以為有人吵架，探頭一看，原來是兩位鄉親在聊天。鄉親們後來跟我解釋，馬祖話屬於閩東語系，本來發聲就比較硬，說話速度快，加上馬祖屬於海島，海風很大，必須嗓門大才聽得見，這些特質也很符合當地居民豪爽急性的民風。近年到東部工作，診間除了國語之外，還有台語、客語、原住民語以及新住民語，我們學得不亦樂乎，雖然常說得荒腔走板，感謝病友都還能包容鼓勵。所以我很提倡保留母語以及廣學其他語言，任何一種語言

的失傳都是人類共同的損失。

我們從小嬰兒時期就開始發出聲音，牙牙學語，期望跟家人溝通，表達所需。成長過程中，語言更是生活中重要的溝通工具，可以表達情感和感受，舌粲蓮花口說好話，建立正向關係，但如果言語惡毒出口傷人，成為毒舌派，則令人畏懼，避之唯恐不及，最可惜的是說者無心，聽者有意，一言不慎導致關係破裂的比比皆是。一如電影《異星入境》（Arrival）中有段經典對白：「語言是文明的基礎，能夠將人們凝聚在一起，也是第一個引起衝突的武器。」（Language is the foundation of civilization. It is the glue that holds a people together. It is the first weapon drawn in a conflict.）

理論上，語言應該能真實表達心裡想法。然而想想我們一生之中，有多少機會可以暢快表達內心真實感受？從小身邊的長輩總是耳提面命：「說話要小心，要有禮貌，不要隨便說出真心話，以免吃虧。」又有多少次因為話說得太快「禍從口出」而懊惱不已？心與舌之間的真實距離不長，但隨著年齡的增長，深度社會化之後，心與舌之間存在越來越多的屏障物，距離也越來越遙遠，由衷之言甚為難得。

心主舌除了語言之外，還包括舌部的型態和動態，例如心主

血脈，正常舌頭應是淡紅色，如果顏色偏淡白代表血虛，偏暗紅代表血瘀，舌頭上若出現血絡也代表瘀血，舌頭活動度變差更是心臟機能的警訊。《內經》提到「心病者，舌卷短，顴赤。」指出嚴重心臟疾病患者會出現舌頭短縮捲曲，可想而知，說話一定不清楚，顴骨（小腸經循行所過）還會出現赤紅色。

臨床常見到心臟跟語言的關係。有位八十多歲的婆婆平日言談清晰，幾天前突然聲音沙啞難出，語音微弱時中斷難接續，尤其尾音明顯模糊，婆婆發現心臟也很無力。我們從心臟著手治療之後，婆婆的聲音與心臟同時恢復正常。另一個案例是位七十歲的男性，平日心律不整、胸悶，聲音逐漸沙啞，第一次治療之後胸悶明顯改善，聲音竟然跟著「開嗓」了！

前述兩個案例，若能配合心主面的特質來「察言觀色」，加上中醫師擅長的把脈，就能排除感冒的可能性，直接從心臟治療。「察言觀色」也是了解身體的心與心理的心之重要法門。

【心之志為喜，五聲為笑，五味為苦】

在一般的企業界，經營管理者統領所有事務，通常會設立老闆專屬的辦公室，配置俗稱「國王人馬」的親信，來幫老闆執行秘密任務。心臟也是這樣。前面介紹過，心統領所有的情志，但

是在細部的管理方面，心也有專屬的情志──「喜」。

心具有喜笑的特質

記得剛開始學中醫，看到心之志為喜，也跟著傻傻開心起來，「心喜」是多美好的人生境界啊！當人們歡喜時，面部不自覺的展現笑容，觀察嬰兒除了飢餓或身體不舒服會哭鬧外，其他時候都很容易被逗笑，尤其看到親人自然而然就笑開了。這正是心主面、主喜、主笑的表現。

自然界的太陽為人們帶來溫暖與希望，心是身體的太陽，也帶來屬於自己的溫暖與希望。《內經》說「心藏脈，脈舍神，心氣虛則悲，實則笑不休。」當心氣飽滿正常時，就像陽光普照，讓人心神安定而歡喜。如果心氣過實就像烈日當空，讓人情緒過亢而無法控制笑感；心氣不足則像烏雲蔽日，讓人悲傷欲泣。

由於喜歡看喜劇片，當我看到幾位全球知名的喜劇演員深陷憂鬱或自殺時，也開始從中醫的角度來思考：真實的開心會充滿喜樂，但如果不是來自真心的感受，且又被迫長期過度呈現歡樂高亢的情緒，樂極生悲，反而讓自己走向另一個極端而陷入悲苦的情緒漩渦之中。由此可見，若喜劇演員表現出來的歡樂並非來

自內心，裡外不一，心與面的連線變成一道裂隙，逐日加深，最後只得走向崩潰一途，如同俗語所說的，「你笑全世界陪你笑，你哭就只有自己哭了」。

心主喜，肺主悲，心與肺同在膈上，悲喜同在，難怪我們的人生總在這兩種情緒當中擺盪。看清了這點，就不必再為突如其來的悲喜情緒變化而焦慮恐慌了。這就是人生，不是嗎？只要心神把得穩，情緒一定可以回穩。

心也有苦的一面，苦味包括味道、意志及情緒

「苦味入心」，心的五味為苦，充滿歡樂與笑聲的心卻掌管苦味，奇妙吧！這就是人體的奧妙。

● **味道：**心屬火，有烹飪經驗的人都知道，當爐火過旺而將食物燒焦時，無論原來的味道如何，都只剩下「苦味」和「焦味」，所以《難經》補充說心「其臭焦」。

許多苦味的食物屬性都偏涼，心性火熱，透過苦味食物可以制約心火，如苦瓜、苦茶等這類「透心涼」的食物，民間常用來清心火、降暑氣。蓮子中央的青綠色胚芽為蓮子心，味道非常苦，俗稱「苦心蓮」，性寒，依據中醫「以形治形，心可治心」的概念，

夏天可以煮水代茶來清瀉心火。

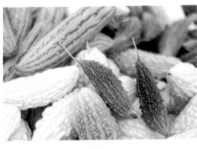
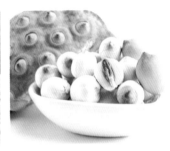

苦瓜　　　　　　　　　　蓮子與蓮子心

● **意志**：孟子說：「天將降大任於斯人也，必先苦其心志，勞其筋骨」及俗語「用心良苦」「煞費苦心」「苦心經營」「吃苦耐勞」「苦撐」「吃得苦中苦，方為人上人」等，此處的「苦」，不再是味道，而是代表一種用心堅持的意志和認真努力的態度。

● **情緒**：前面提到許多「苦」字都與味道和意志有關，但若說到「要去做一件苦差事」，就代表做這件事情讓人有壓力不開心，而且還會出現負面情緒。所以「苦」也跟情緒有關，例如「我好命苦」，相對於悲或怒等情緒，苦是一種更為極致的負面情緒。

人生的喜樂、苦痛都由心來掌握

　　心在情志上的喜，味道上的苦，加上諸痛皆屬於心的特質，

「喜＋苦＋痛」交錯的現象正是宇宙與生命的哲學。一如太極陰陽魚圖，不會有純黑或純白的區域，必然兼有另一個顏色，例如白色的陽區夾有黑色屬陰的魚眼，黑色的陰區夾有白色屬陽的魚眼。再如苦味食物通常吃到後來都會回甘，表示苦味與甘味是並存的。

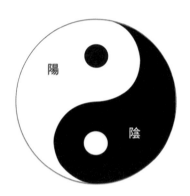

太極圖中陰陽並存

回到人體，前面說過心面對內在與外在環境的變動，必須時時刻刻維持人體的平衡，而心所獨有「喜＋苦＋痛」這些充滿矛盾的多樣化特質，正是人生的況味。

一如熱戀時，高調唱著木匠兄妹的英文老歌〈Top of The World〉，但這世界何嘗因有人墜入愛河或失戀心碎而改變？面對內心情感時，每個人都是放大自己的心情來看待世界。

喜與苦之間存在制約關係，顯現心本身就有內在平衡機制的訓練，讓某個特質不會超出極限而失控，例如過於歡樂或過於悲苦都容易出現物極必反的結果。心這些看似矛盾的特質都是一種動態平衡機制：當人生順遂時，適當的苦能平衡喜，例如體會他人的悲苦能讓自己惜福而不會喜樂無極；當天不從人願時，喜能沖淡苦，回首看看自己所擁有的生活，退一步海闊天空，都能讓人苦中作樂而得樂。生命中喜樂與苦痛就是一齣齣喜劇與悲劇，讓我們見識自己體內存有的多樣性，生命的厚度與層次，也讓心有多種籌碼去維持身心的平衡。

苦再持續下去，就會產生痛感，「痛苦」一看就比「苦」更嚴重。許多面臨重大情感創傷的人，不僅會跌入痛苦的深淵，身體上更是痛徹心扉。痛感屬於心，深層的痛苦感會讓人心神混亂，找不到人生的出路而升起自殘的念頭。

寫到這裡，心情豁然開朗，難怪人生總有這麼多悲喜交加的際遇，也難怪心這個導演兼編劇總是非常忙碌，片刻不得閒，這些都是讓生命得以成長與飽滿的必經之路。也因為人類具有同理心，因此這些人生的感受，我們無須一一經歷才能體會，藉由許多經典的戲劇、文學和音樂作品，也可以從中獲得感動與心靈的

昇華。

　　自己年輕時個性比較奔放，無法欣賞鄧麗君的歌聲，總覺得
太甜美太黏膩。但隨著年齡增長，慢慢可以體會那甜美溫柔的歌
聲恰如吃了苦藥之後所得到的小禮物，這「糖果」可以短暫的沖
淡苦味，也給予歷盡滄桑的聽眾暫時抽離現實的小歇。

　　對照《內經》說「心氣通於舌，心和則舌能知五味矣。……
脾氣通於口，脾和則口能知五穀矣。」既然口可以知五穀，那麼
舌頭所知的五味，恐怕不僅是食物滋味，更是五味雜陳的人生吧！

心獨具精細的感覺與感受

心臟須時時因應外在環境的改變來進行自我調節。這些外在環境資訊都是透過人體的感覺系統收集之後送給心臟。我們的感覺系統包括視覺、聽覺、觸覺、味覺、嗅覺以及與其相關的系統。這些感覺與心的關係如下圖：

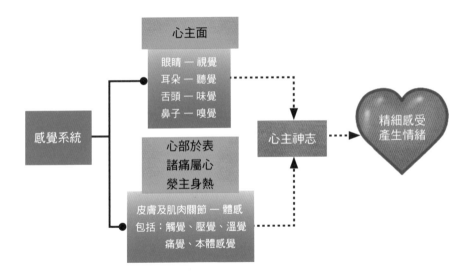

我們常說某人「有看沒有到」，心不在焉，「有聽沒有見」，甚至充耳不聞，其實就是說他「沒用心看、用心聽」，可見心對於視覺與聽覺有特殊的機制。

由於心主面，位於面部的眼睛、耳朵、舌頭及鼻子等官竅，除了心開竅於舌，其餘官竅都歸其他四臟管轄，如肝開竅於目、腎開竅於耳等。四臟與官竅的關係偏重於提供營養，如肝血濡養眼睛，讓眼睛可以看見東西；腎精濡養耳朵，耳朵可以聽見聲音，維持基本的視覺與聽覺。至於比較高階的功能，例如解讀所看到與所聽見的訊息，還有細膩的感知以及由此產生的覺受等，都由心掌管。當我們想好好聆聽音樂時，通常會靜下心來，甚至閉上眼睛欣賞，就是這個道理。

以上關係可以簡單的比喻為「養」與「教」來說明。五臟對於自己所管轄的官竅就像對待自己所生的孩子，都有著「養育」的責任，必須提供養分，維持基本功能。而心對於它所管轄的官竅就像學校老師對待學生一樣，有著「教育」的責任，教導他們學習精細的感受，產生情緒，並將之記錄在大腦之中。透過反覆的學習與記憶，人體的官竅未來再接觸到類似的事物，訊息一傳到心，馬上與過去累積的記憶銜接，可以快速做出決定。這個能力對於個人的社會化是非

常重要的。

在封建時代有「君權神授說」，意指君王是由天命派遣來凡間治理世人，是神在人間的代表。此說法給予統治者絕對的權力，要求被統治者全然地順服。這個論點早已不適用於現代民主社會，卻仍適用於心這位君主之官。人與天地相對應，心臟對應太陽，成為身體的君王，為了能妥善統領五臟六腑，與生俱來就被賦予超強的「十八般武藝」，包括身體功能的主血、主脈、汗液、面部與顏色，心理功能的主神志、舌頭及語言、主喜、笑及苦味等。

自然界一年四季有春溫─夏熱─秋涼─冬寒的運行變化，人體一日之內也有類似的規律（參閱《卷一》經絡啟航），加上心理層面的感受時刻都在變動，前面介紹身體及心理的心所具有的特質，讓心在面對持續不斷的變動時，仍能維持身與心的平衡。

三、心與其他臟腑的連結關係：
聽命與進貢關係

下圖是《內經》借用一個國家的十一個官位與職能來說明五臟六腑的功能特性。由於脾胃並論，左側為五臟加上胃及膻中（即心包之意），右側為脾加上六腑。

臟	官位	職能	腑	官位	職能
心	君主之官	神明出焉	小腸	受盛之官	化物出焉
膻中	臣使之官	喜樂出焉	三焦	決瀆之官	水道出焉
肺	相傅之官	治節出焉	大腸	傳導之官	變化出焉
肝	將軍之官	謀慮出焉	膽	中正之官	決斷出焉
脾胃	倉廩之官	五味出焉	脾胃	倉廩之官	五味出焉
腎	作強之官	伎巧出焉	膀胱	州都之官	津液藏焉，氣化則能出矣

前面篇章介紹了心與天地、身心的關係，這裡依據官位來說明「心」身為君主之官的重要性。心臟可以決定人的生死，就如國君決定國之存亡一樣。可是，小小一顆如拳頭大小的心臟，如何管理全身呢？

歷史告訴我們，歷代明君不見得是能力最強的人，但卻懂得知人善任，充分授權，讓他人甘心賣命，自己只需鎮守宮闕，運籌帷幄，重點管理，便能事半功倍，國家當然富強。心臟也是一樣的概念。心經經絡系統屬於手陰經，手陰經的長度都比手陽經跟足經短，分布的區域也不廣，但是，幾乎所有經脈系統都直接或間接與心臟連結。心臟就如安坐在宮城內的君王，只要接納臣子們傳遞回來的訊息，加以分析歸納，就可以治理整個國家了。君子用智不用力，心經系統就是明證。

　　整體而言，心為君主之官，「任物者謂之心」，位居要津也須擁有完整的管理權力並承擔責任。因此心與其他臟腑皆有連結，接收全身組織器官及經絡系統收集而來的訊息，做統合分析，然後做出決策，例如慾望與行動，之後的各類感受，最後回饋以做調整。其實所有的商業行為與人為活動，都作用在「心」，期望挑起心與胃的慾望，產生衝動，做出行動。

五臟之中，心臟最攸關生命

　　《內經》說：「主明則下安，以此養生則壽，歿世不殆。」這裡的「主」代表心臟，「下」指心臟所統轄的其他臟腑。「心者，

君主之官，神明出焉。」心臟主血脈及主神志功能正常，就是明君，其他臟腑才能安居其位，盡展所長，當然就可以長壽無病。

反之，如果心臟生病了，宛如國君昏庸無能，「主不明則十二官危，使道閉塞而不通，形乃大傷，以此養生則殃。」心是全身功能的主宰，心臟推動血液輸送到全身，如果心臟功能差，血液輸送功能也變差，組織器官就會失去營養，長此以往，身體嚴重失調；萬一心臟停止跳動，血液輸送跟著停擺，生命也就結束了！所以在五臟之中，心臟最攸關生命。

心臟為五臟六腑的總指揮

五臟六腑運作時既有分工也有合作。分開來說則各有所司，《內經》「凡此十二官者，不得相失也。」十二官位各有所長，盡忠職守；合併來說則都由心臟管轄，《內經》說「夫心者，五藏之專精也。」心臟統領五臟，當然也包括六腑在內，心臟功能正常才能正確引導五臟六腑共同合作完成任務，因此《內經》說「主明則下安……主不明則十二官危。」

心與五臟六腑的關係很像西方的管弦樂團。樂團的指揮站在制高點，通盤掌握曲目所有的細節，指揮協調團員們臨場表現來

詮釋樂曲，團員只要發揮屬於自己演奏的部分，並配合指揮即可。樂團中還有「首席演奏家」，有獨奏和領導其他音樂家的任務，必要時也可以擔任指揮。心臟就是總指揮，同時也兼任樂團的首席。

再借用這個譬喻，補充說明前面介紹過的「心主神志」概念。假設我們將人體的五志七情視為一個小巧的「情志樂團」，心就是此樂團的指揮，其他臟腑所主管的情志就是團員，心臟掌控樂團中各個情志的表現，同時「心主喜」，心也有自己所專屬的情志，就像學有專精的演奏家，心臟也能成為樂團首席演奏家。所以心臟在情志樂團中具有雙重角色，既可抽離團隊，擔任樂團指揮，全面統御及協調所有情志的表現，維持和諧；當然也可以加入演奏團隊，兼任首席演奏家，呈現心主喜樂的個別特質。

心與五臟六腑的關係也是如此。心是五臟六腑的總指揮，全盤了解掌握全身每個組織器官的運作，其餘臟腑只要在自己的業務範圍內運作，並接受心臟的指揮即可。心臟要執行這項指揮功能，必須與其他臟腑器官建立緊密關係。心為君主，其他臟腑的經絡系統都主動前來連結，很像文武百官覲見君王的場面，所以稱為「進貢」關係，以下為經絡系統所連結而成的「心臟進貢關係圖」：

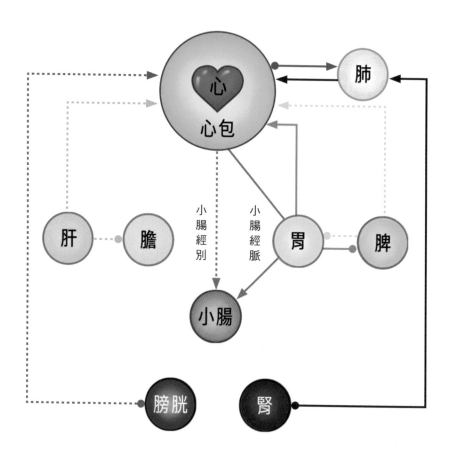

說明：
實線為經脈，虛線為經別。
箭頭的圓點代表開始處。

其他臟腑與心臟所建立的「進貢關係」

心既然是君主，其他臟腑當然會臣服其下，例如《內經》就指出「五藏六府，心為之主，耳為之聽，目為之候，肺為之相，肝為之將，脾為之衛，腎為之主外。」以心為中心，各個臟腑及官竅都有分工，各臟腑也透過經絡系統與心臟建立「進貢關係」，這些進貢關係的和諧是維持生命、建立社會化的關鍵。

心與肺的關係：心肺君相組

心為君主，肺為相傅，成為「心肺君相組」。由於心肺都居於胸膈之上，中醫說「胸為心肺的宮城」，胸部成為了解心肺功能很重要的區域。這個觀點臨床非常有用，我們常會透過望胸部及觸診胸部來快速掌握心肺的病情。

● 肺心有邪，氣留於兩肘

心肺位於胸腔，胸腔與手直接連結，手臂有六條經絡主要連結位在胸腔的心肺兩臟（心包為心臟的外膜，一併納入心）。手部六條經絡都通過肘關節，「關節」顧名思義就是容易卡關的節段，肘關節日常活動頻繁也很容易勞損，導致氣血瘀滯，時間長了，會阻礙心肺兩條經絡氣血流通，進而影響內臟功能。

另外，肘關節上有心肺兩經很重要的合穴——少海穴及尺澤穴，合穴善於治療內在臟腑疾病，也能反映臟腑疾病，如果心肺有疾，肘關節也會活動失常或出現痛證。

無論來自於心肺的疾病或是來自肘關節的氣血障礙，兩者都會互相影響，因此《內經》說「肺心有邪，其氣留於兩肘。」所以如果肘關節異常疼痛，反覆發作而難癒，就要思考可能是心肺問題了。

● 心肺有病，鼻為之不利

臨床上遇到許多心臟病人說話都會帶些鼻音。有趣的是病人通常沒有發現這件事，而且還會一直否認有鼻音，認為自己根本沒鼻塞，也沒有過敏性鼻炎或感冒的情況。

偉大的《內經》早就提醒這件事情——「胃者水穀之海，六府之大源也。五味入口，藏於胃以養五藏氣。……五氣入鼻，藏於心肺，心肺有病而鼻為之不利也。」簡單說，胃主受納腐熟水穀（參閱《卷二》胃經篇），所有的飲食滋味與精微都收藏在胃，用來濡養五臟氣，如心氣、肺氣等。五臟氣透過胃的轉輸進入鼻子，藏在心肺之中，如果心肺功能出現異常，鼻功能也跟著不利。

肺開竅於鼻，容易理解鼻病跟肺的關係，但鼻與心的關係則較難理解，這項關係可從兩方面來說明：1. 心肺主管營衛氣血，

2. 心肺經絡循行及反應區。

1. 心肺主管營衛氣血

　　心主營血，肺主衛氣，心肺所主管的營衛氣血與人體免疫力有關。桂枝湯和麻黃湯是中醫師常用來治療感冒的良方，這兩個方子都出自《傷寒論》。在《傷寒論》太陽病篇中，治療太陽中風的桂枝湯主要從心臟機能調整，桂枝湯證有鼻鳴之症；太陽傷寒的麻黃湯主要從肺臟機能調整，麻黃湯證雖未註明鼻病，但麻黃本身就是肺經藥，善於發汗解表，宣肺平喘，通鼻竅。所以心肺功能差的人，通常免疫力也比較差，一不小心就會感冒而出現鼻塞、流鼻水、打噴嚏的情況。

　　既然談到營衛氣血與桂枝湯麻黃湯，就順便談談與之有關的桂枝芍藥知母湯吧！《金匱要略》中風歷節病脈證「諸肢節疼痛，身體尫羸，腳腫如脫，頭眩短氣，溫溫欲吐，桂枝芍藥知母湯主之。」之前介紹「諸痛癢瘡皆屬於心」，痛證雖然與心有關，更與心肺主管的營衛氣血運行密切相關，中醫說「不通則痛，通則不痛」「氣行則血行」，唯有氣開始動了，血才會跟著活動。桂枝芍藥知母湯以桂枝湯及麻黃湯為底方，將心肺營衛氣血納入其中，再加上一些治療風寒濕熱邪氣藥物組合而成，本方幾乎涵

括所有治痠痛的藥物，治療肢體痠痛療效很好，因此受到後世醫家的青睞，我個人也很喜歡用。

2. 心肺經絡循行及反應區

肺開竅於鼻，但肺經本身沒有循行到鼻部，而是透過相表裡的大腸經抵達鼻部。心經經別從心臟上行，經過喉嚨而出於面部，最後合入眼頭內側。這條路線其實有經過鼻腔旁邊，當然也包括鼻竇。

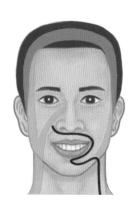 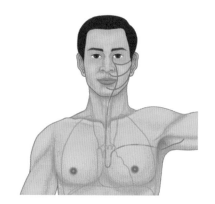

大腸經經脈及經筋循行圖　　　　　　心經經別循行圖

台灣由於氣候潮濕加上空氣污染日益嚴重，「鼻竇炎」是台灣人常見的鼻病，也是大家耳熟能詳的名詞。鼻竇位於頭顱，共有四對：額竇、篩竇、蝶竇及上頜竇，分別圍繞在鼻腔的周圍區域。

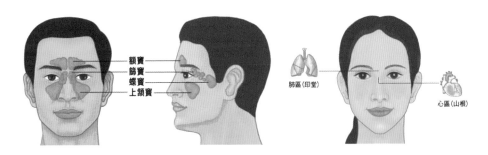

鼻竇的位置　　　　　　　　面部望診的肺區與心區

額竇
篩竇
蝶竇
上頜竇

肺區(印堂)

心區(山根)

鼻腔和鼻竇在說話時扮演著共振的角色，尤其鼻竇很像音箱，提供發聲時的共鳴，因此鼻腔與鼻竇不僅是呼吸器官，還與發聲有關。當鼻腔與鼻竇出現異常時，聲音也會跟著改變，例如感冒或鼻竇發炎時不僅會流鼻水，還會出現鼻塞鼻音的現象。

從中醫的面部望診區來看，肺臟反應區在印堂，此區正位於兩側額竇之間；心臟反應區在山根，此區正位於兩側篩竇之間。

當心肺功能異常時，無論透過經絡系統或是反應區，都會影響鼻腔與鼻竇。由於肺主氣、司呼吸，心主舌、其聲為言，若心肺同病，病變以肺為主，則鼻部呼吸不利，說話氣短的情況比較明顯，兼有鼻音；病變以心為主，則說話時會出現舌頭不靈活的大舌頭現象，且兼有鼻音。這類鼻音主要與鼻腔和鼻竇的聲音共

振失調有關，也反映出心肺功能的異常。

● 肺主嗅覺，心主感覺

《內經》說「肺氣通於鼻，肺和則鼻能知臭香矣。」肺開竅於鼻，可以聞到味道，但是對於這個味道的細節、層次及感受卻是由心所主。譬如因為感冒而鼻塞聞不到味道，是肺主衛表及開竅於鼻的功能失常。但如果因為工作忙碌，午餐會報，邊開業務批鬥大會，相信吃完便當沒有人會記得餐盒有什麼味道，這不是因為鼻塞，而是因為心不在焉，充鼻不聞所致。

再如經過與戀人漫步的街道，聞到熟悉的味道，昔日美好的記憶浮上心頭，感覺很甜蜜。這就是心的作用啊！

台灣國民食物「臭豆腐」，混雜著各式強烈味道，方圓幾里都聞得到，喜愛者稱之為「人間美味」，趨之若鶩；厭惡者認為臭穢難聞，避之唯恐不及。三國才子曹植在〈與楊德祖書〉云：「人各有好尚，蘭茝蓀蕙之芳，眾人所好，而海畔有逐臭之夫。」正是此意。

心與脾胃的關係：御膳之路組

心主血，血液的來源，《內經》說是「中焦受氣，取汁，變化而赤，是謂血。」脾胃為後天之本和氣血生化之源，脾胃都特

地為心臟開闢「御膳房之路」，確保營養物質可以安全送給心臟，同時還提供製作血液的材料，轉化為血液，由心臟輸送至全身。詳細內容請參閱《卷二》胃經篇及《卷三》脾經。

心為父，脾為母：日月勤奮組

五臟之中，心與脾是最為勤勉的兩臟。

心臟五行屬火，宛如太陽，時時刻刻跳動不能暫歇，一生總跳動次數約為 25 億次至 30 億次，符合《易經》「天行健自強不息」。心臟個性外顯，照耀四方，擅長交際應酬。其剛烈的特質宛如父親角色，總理身體內外的重要事務。

《卷三》脾經篇章介紹過，脾臟五行屬土，宛如月亮，時時刻刻默默承擔也升提脾氣，讓組織器官不向下墜落，兼具《易經》「天行健自強不息，地勢坤厚德載物」的美德。其婉約的特質宛如母親角色，維持身體內部的氣機與水液代謝正常。

心與脾分工合作，互補相輔，一起守護生命，所以稱為「日月勤奮組」。

勤奮的心脾還與婦科有關。《內經》說「二陽之病發心脾，有不得隱曲，女子不月」，心主神志與血脈，脾主思與統血，還提供心臟愛的能量。當心脾兩臟功能失調時，不僅影響氣血運行，

還會產生負面情緒，如低落、憂鬱或鑽牛角尖等，茶不思飯不想，徹夜輾轉難眠……，身心之間互相影響，導致女性月經失調甚或月經不來。《卷三》脾經介紹的「歸脾湯」，就適用於這類情況。

● 脾主進食食慾，心主美食味覺

心開竅於舌，脾開竅於口唇，《內經》說「心氣通於舌，心和則舌能知五味矣。……脾氣通於口，脾和則口能知五穀矣。」兩者都與飲食滋味有關，但脾的媽媽特質，注重有沒有食慾，食物有沒有吃進去，所以「口知五穀」代表食慾與進食的概念。心主神志，注重各個官竅傳來的感受，所以「舌知五味」代表品嚐食物的各種滋味以及由此而生的感受。

舉例來說，當肚子很餓，面對一塊蛋糕時，脾會努力展開脾土，提高食慾，產生想吃的衝動，然後拿起來吃下去；心會用眼睛、鼻子等五官收集這塊蛋糕的色澤滋味，如果喜歡它的特質，就會拿起來吃，並且細細品嚐味道，然後產生喜歡或不喜歡的感受。所以，脾會鼓勵進食，心會享受美食，這是兩者間的差異。

臨床時常遇到病人詢問某某食物好不好，我都如此解釋：「萬物都有它自己存在的價值，無關好與壞，只能說『某某食物適不

適合我現在的身體狀況而已」。」西諺也說：「一些人的美食，卻是其他人的毒藥。」加上每個人對於食物的喜好不同，就像前面提過的臭豆腐，同樣的味道，卻有著兩極的反應，其實都來自於個人心裡主觀的感受和記憶。

心與脾都與口舌有關，因此還可以細分為：

● 心主「禍從口出」，因為心主舌及語言，言多必失，容易造成人際關係的潛在禍害。

● 脾主「病從口入」，因為脾主運化，飲食不節制容易導致脾胃運化功能失常而百病叢生。

心與肝的關係：「心肝累累組」

現代社會生活節奏快，工作壓力大，常常聽到大家在喊累！五臟裡最容易累的組合，就是常被使用過度而造成損傷的心與肝。

心臟是君主之官，需綜理國事，尋求平衡，肝臟是將軍之官，需對外打仗，保護權益。現代人身處激烈競爭的職場叢林，時時處於備戰狀態，很難放鬆。尤其肝主怒，情緒很容易激動或被激怒，肝經循行到頭頂，「怒髮衝冠」是可能會發生的。

當一個人疲倦喊累的時候，其實有兩個臟腑同時承擔著這個「累」，即心與肝。

心與肝長期處於壓力之下，再強健的體魄也會耗損，所以稱為「心肝累累組」，但來自心與肝的疲倦情況其實有些不同。

● 心臟累：有著「馬上要斷電」的累感

　　由於心臟接納各方的貢獻，時時刻刻搏動泵血，生命中所有的身體損傷、情緒激動等等的身心壓力和打擊，心臟都無法迴避，必須完全承擔。因此心臟的累是感覺自己「快要斷電」，然後宛如電源開關被關掉一樣的「馬上斷電」，全身突然無力，迅速累癱在沙發或床上……，這是屬於心臟的累！表示心臟再也無法承擔任何身體的工作了。

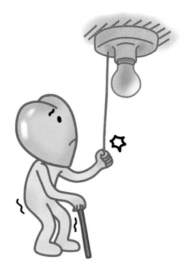

心臟的馬上斷電感

● 肝臟累：有著「慢慢的沒電」的累感

肝臟不像心臟需要時時刻刻工作，它的疲勞是因持續的壓力所造成的，所以肝臟的累是感覺到「慢慢的沒電」，好像蠟燭快要燒盡，光線逐漸暗下來，身體也宛如慢動作般的漸漸沒力……無力……累癱。這是屬於肝臟的累！

一旦出現這兩類疲倦感，表示自己已經有了「壞心肝」，建議儘早改善。心與肝不同的疲憊，改善的方法也不同喔！

來自肝臟的累，建議釋放壓力，早點休息，少熬夜，不要吃宵夜或飲酒過量。

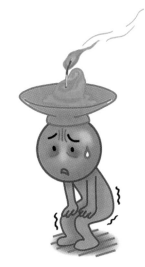

肝臟的慢慢沒電感

來自心臟的累，除了上述緩解肝臟疲勞的方法之外，還要補充營養，因為心臟就像引擎，需要充足的燃料才能持續轉動。加上多曬太陽，適當運動，穿得暖呼呼，吃得好健康，大家都可以成為「好心肝」的人！

容易被搧風點火的心肝

古早時代煮飯使用爐火，現在許多民眾也會參加「焢土窯」活動體驗早期生活。這兩種烹飪方式都需要有人看顧著火，時時搧風，補充木材，以免火熄了，食物沒煮熟，大夥沒東西吃可就慘了。

心五行屬火主熱，肝屬木主風，從五行的相生關係來看，肝木會生心火，這完全符合大自然的規律，因為木頭被火燃燒，助長火勢。萬一火勢旺盛，溫度持續升高時，會出現「陣風」的物理現象，譬如台灣南部常見的「焚風」。

中醫也觀察到人體有類似的情況，例如高燒不退之後容易出現抽筋痙攣的現象，因為肝主筋，又主風主動，抽筋屬於肝的疾病。發燒與抽筋的關係就如同對著爐火拚命搧風一樣，風越大則火越旺，火旺則會生風，風是一種動態，所以高燒後就會出現抽筋。心火與肝風互長聲勢，中醫稱此種現象為「風火相搧，熱盛動風」，心與肝就成為「搧風點火」的組合。（見下頁風火相搧圖）

這個組合不僅表現在發燒時，也會出現在情緒波動時。有句俗話說「怒火攻心」，其實是冤枉肝了！因為其他四臟的情緒波動主要都來自心，例如看到有人在網路社群寫自己的壞話，眼睛將這些文字傳給心，心主神志，分析之後，心決定要將這個不愉快的感覺傳遞

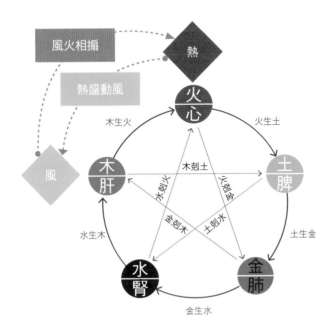

給肝，肝就以其最擅長的憤怒來表現。若肝的怒氣過度高漲，無法平息，因著五行的關係，木生火，肝的怒氣也會影響心而出現胸悶、呼吸不暢，甚則心痛的情況，這就是「怒火攻心」的實相。

心在面對這些網路謾罵時，其實可以有所選擇，例如心可以將訊息傳給好脾氣的脾臟，脾主思，經過深思熟慮之後，決定對造謠者採取道德勸說，透過這個方式便能消弭一場網路大戰，自己也不會氣到爆肝及傷心。

● 肝主視覺，心主感覺

肝開竅於目，《內經》說「肝氣通於目，肝和則目能辨五色矣。」「諸脈者皆屬於目，……肝受血而能視。」肝將珍藏的血液提供給眼睛，讓眼睛發揮視覺功能，辨別各種色彩。

前面介紹過，眼睛是心的使者，能傳遞心的感受，心經系統也特別連結目系及目內眥，心臟對於眼睛是情有獨鍾，戀戀不忘，難怪眼睛被稱為「靈魂之窗」。同時，眼睛是心與肝都非常疼惜的官竅，所以眼睛也可以算是「心肝寶貝」囉！

眼睛與其他感官一樣，每個人都有各自的認知。例如面對一幅畫作，有人看到只是顏色的組合，有人卻讚嘆神來一筆，絕妙無比。這些差異也都來自心的作用。

情感上的「一見鍾情」與「情人眼裡出西施」，令人失去理智，深陷其中，正是俗語「心瞎，眼也瞎」的代表作！

雖說「眼見為憑」，實際上眼睛卻是最容易被欺矇混淆的感官。例如人類的眼睛對於看到的物體或移動物體，大約有十分之一秒時間延遲與殘留，也就是眼睛對於一個物像的保留時間比該物像實際停留時間略長，稱之為「視覺暫留」。電影就是利用此原理而製作。過去電影都是一格一格播放，但在電影院裡看電影，

卻是連續播放的動態影像，就是利用視覺暫留，讓快速放映的一個個畫面合為一體，看起來就像是連續的單一影像。

還有著名的魯賓之盃及少女與老婦圖，都是巧妙利用視覺錯覺的作品。

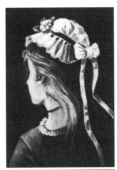

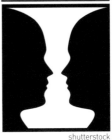

shutterstock

心與膽的關係：勇氣心膽組

膽是中正之官，善於維持平衡，因此就能幫助時常為了平衡身心狀態而大費周章的心臟，加上膽主決斷，輔佐心臟做出決定的勇氣，因此稱為「勇氣心膽組」。

一般常用「膽量」來顯示性格中是否具有勇氣和決斷力，有膽量就會奮勇向前，膽小表示個性退縮容易受驚嚇而裹足不前。

膽經的經別通心，因此膽也會影響心主神志的功能，膽安則心神安，膽虛則心神也會虛。譬如膽量足的人通常心神比較穩定，心跳穩健；膽量不足的人常莫名擔憂害怕，遇事驚惶失措，心臟噗通噗通亂跳，呼吸快而淺，俗語稱為「提心吊膽」，這種人心與肝膽的脈象都虛虛浮浮的，好像懸吊著一樣，所以「提心吊膽」確實符合中醫理論。

心與腎的關係：社會和諧組

● 心管ＥＱ，腎管ＩＱ

中醫認為腎為一個人的先天之本，它與心臟在身體功能上有非常密切的合作與制約關係，細節我們在腎經中再詳談。在此先分享心與腎在神志部分的有趣分工，這就涉及現代生活中面對許多學習與挑戰時所需的 IQ 及 EQ 了。

IQ 是智力商數的英文縮寫，代表個人的學習能力，EQ 是情緒商數的縮寫，代表在人際關係中自我情緒的管理能力。

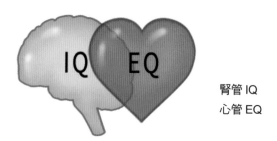

腎管 IQ
心管 EQ

「心為君主之官，神明出焉。」要求君主在統領國家時頭腦神志必須清明，情緒不要輕易被撩撥，才能從諸多的正面及負面訊息中，掌握關鍵資訊，作出明智的決策和反應。

這個觀念應用在一般人身上就是現代所說的「情緒管理」。

尤其工商社會人與人之間的互動頻繁，關係複雜且微妙，非常容易彼此牽動，一句話或一個眼神，可能是溫柔的生機，也可能是毀滅的殺機！所以，唯有穩定的心志才能做良好的情緒管理，這是在現代社會中安身立命的重要關鍵。

　　腎主一個人的先天條件，用現代語言來說就是遺傳的能力與特質。中醫說：「腎為作強之官，伎巧出焉。」腎主骨主髓，全身所有的骨頭及骨殼裡的骨髓都歸腎管理，如手臂的肱骨、大腿的股骨等。中醫認為頭顱也是個骨殼，裡面的軟組織就是骨髓，因為腦的骨殼圓且大，骨髓容量多，特別稱它為「髓海」，由腎專責管理。腦中髓海充盈的人，頭腦長得好壯壯，天生就比較聰明機靈，學習能力也較佳。若胃的吸收功能也良好的話，先天後天皆調，當然是圓滿一百分的人生勝利組。

● 心與腎的超級大對比

　　心與腎具有許多強烈對比關係，如心屬火，腎屬水；心在上，為紅色，具有陽光般明亮溫暖的特質，腎在下，為黑色，具有地底般陰寒暗沉的特質。

　　中醫向大自然學習中庸之道，水與火可以並存且相容，因此心火與腎水之間存在互相制約與輔助的關係，例如心火應該下行

去溫腎水，以避免其過於寒冷而生病；腎水應該上行來降心火，以避免其過於炎熱而生病。這個有趣又複雜的關係，中醫稱為「心腎相交」，心火在上，腎水在下，各有所司，又能互助，讓人體維持上下水火陰陽的平衡，免於疾病之苦。

由於心主神志，心腎相交則心神安定，有助於睡眠。若心腎不交，出現心火過亢的煩躁則難以入眠。

另外還有一種心腎失調的狀況，由於心的陽氣不足，導致位在人體下焦的陰寒水氣藉機上衝於心，出現有氣從下腹部上衝至咽喉的狀況，中醫稱為「奔豚」，發作的時候病人感覺很恐怖。細節腎經篇再說明。

心主紅色，腎主黑色，顏色對比強烈，對比的意象也很有趣。例如水果的顏色從紅到紫到黑，代表持續成熟的過程。

法國小說家司湯達的名著《紅與黑》（*Le Rouge et le Noir*），故事發生在拿破崙帝國時代，紅色與黑色分別代表著「軍隊」與「教會」，是當時懷有野心的法國青年晉升發展的重要管道。而在現代社會說某人很紅，代表他人氣很旺，前途無量；若說某人很黑，代表被人嫌棄或討厭，前途無亮。人類賦予紅色與黑色高度對比的文化意象與社會價值觀，也跟心腎兩者的特色相呼應。

● 腎主聽覺，心主感覺

腎開竅於耳，《內經》說「腎氣通於耳，腎和則耳能聞五音矣。」腎精是耳朵最佳補養聖品，腎精充足則耳朵聽力正常，如果腎精不足，例如老年人腎精缺乏時，就會出現聽力下降的情況，《內經》說「精脫者，耳聾」正是此意。

但在《內經》的其他篇章提到「南方赤色，入通於心，開竅於耳，藏精於心」，後世因此有「心寄竅於耳」的說法。

依據前面的討論，腎開竅於耳，讓耳朵能發揮聽覺，可以聽到各種聲音，但心與聲音的精細音質、內涵和感受有關。

李白的詩〈聽蜀僧濬彈琴〉，最能呈現心對於聲音的感受：

蜀僧抱綠綺，西下峨眉峰。

為我一揮手，如聽萬壑松。

客心洗流水，餘響入霜鐘。

不覺碧山暮，秋雲暗幾重。

詩中「為我一揮手， 如聽萬壑松。客心洗流水， 餘響入霜鐘。」作者聽到蜀僧彈綠綺琴的樂音，彷彿聽到群山的松濤聲，這聲音多麼壯觀啊！也宛如歷經伯牙為知音鍾子期所彈奏的〈高山流水〉那種情懷，讓作者客居在外的煩悶心緒一掃而空，琴聲餘音繚繞，伴隨著遠山的鐘聲，聲聲入耳，在心中迴盪不已！

「腎開竅於耳」應用於這首詩，主要是聽到五音，其餘從樂音延展出來的感受都來自心，這就是「心寄竅於耳」的明證。

　　對於重要的講座或是喜歡的音樂，我們常說要「用心聆聽」。腎與心都跟耳朵相連結，影響著聽覺，兩者的差異如下：

　　聽的能力與腎功能有關：常見老人家因為腎功能退化，聽力也隨之退化，剛開始會聽不清楚內容，漸漸的連聲音都聽不到了。奇妙的是，大家都有經驗吧～罵人的話，即使小小聲，阿公阿嬤也從不會漏聽。很抱歉，本題中醫無解，可能跟老人家長年累月累積的深厚功力有關吧！呵呵～（老人家總說自己吃的鹽比年輕人吃的米還多！）

　　聽的感覺與心功能有關：專注心力才能聽清楚細節，所以去參加音樂會時，我們常會閉上眼睛，用心聆聽，不漏接任何音符。請注意喔，是用「心」去聽，而不是用「腎」去聽喔！透過心主神志的作用，對那首歌不僅是聽到而已，還會連接情感，勾起記憶，以及產生喜惡等感覺。若聽到當年戀愛時的歌曲，就會產生甜蜜感；若是失戀時聽的歌，會有種酸酸澀澀的失落感。歌曲不變，改變的是人的心念。

日常生活中，耳朵聽進來的話語，也常被心這個麻煩的傢伙切割得很紛亂，不是被太認真聽，就是渾然不覺。譬如情人之間的親密關係，總是容不得一顆沙子的存在，又因為太在乎對方，常常有些話是「輕輕說」卻被「重重聽」，偶然提到過去戀人曾經做了哪些討好自己的事，聽在現任戀人的耳裡卻有極大挑釁之意，已逝的戀人絮語竟變成如今戀情分手的導火線；許多太太常抱怨，先生、孩子對於自己的忠言總是「有聽沒有到」或是「左耳進，右耳出」，完全沒當一回事。我常開玩笑說，許多丈夫年老之後聽力先退化，可能跟長期封閉耳朵有關喔。

人體血庫管理的黃金組合

●血庫管理黃金組之一：心＋肺

血液是人體最珍貴的物質，心主血，肺主氣，心臟透過收縮將血泵出注入脈管，形成脈搏，並藉由肺主氣的協助，一起推動血液在脈管中周流全身再回心臟，心肺合作無間以維持生命。

●血庫管理黃金組之二：心＋脾

心主血主脈，脾主化血統血，將營養物質轉化成血液，提供給心臟管理應用，維持生活與生命機能。脾向上升清的力量可以統血，協助心臟將血液約束在脈管中流動，避免無謂出血，以保存珍貴的血液。

●血庫管理黃金組之三：心＋肝

心主血脈，在平日活動時，不斷將血液送出及回收至心臟，以維持生活。肝主藏血，《內經》說「人臥，血歸於肝」，當我們躺下來休息不再活動時，血液自然歸回肝臟。《卷一》介紹過，肝臟是血液的保養廠，具有修復及淨化血液的能力，然後再將經過專業修復後純淨的血液，投入一天的循環。經過肝臟淨化修復的血液宛如純

淨的汽油，注入心臟之後，不會淤滯在脈管之中，藉此保護心臟這個人體重要的引擎。

雖然心與肝很容易爆衝，但同時也是這個衝動的力量，幫助心臟推動血液到全身，幫助肝臟大刀闊斧的整修血液。所以暴衝力量沒有好壞，就看我們如何覺察自己體內這股動能並且善用之。

● 血庫管理黃金組之四：心＋腎

腎與一個人的先天體質有關，中醫稱腎為「先天之本」，腎主藏精，「精」顧名思義就是「精華」之意，也就是腎臟藏有人體最精華的物質。

腎精的來源有二：一是來自先天，二是來自後天飲食中的營養。舉例來說，腎精類似定期存款，平時不會動用；心血類似活期存款，如果心血有結餘，就會送給腎轉化成腎精儲存，就如同收入增多，收支有盈餘時，會將之轉入定期存款。反過來說，如果心血不足，腎精也會轉化成血液以供心臟使用。因此，心血與腎精之間存有互相支援的合作關係，藉以維持生理機能。

心與膀胱的關係：防禦保衛組

膀胱經是人體背部主要的經絡系統，涵蓋面積在十二經絡中最廣，是人體很重要的防衛體系。膀胱經的經別通於心，心為君主之官，膀胱經這麼重要的守衛經絡當然要時時向心臟回報軍情，細節在膀胱經中再討論。

中醫關於膀胱儲存尿液和排出尿液這部分功能的認知，跟現代醫學一致。人類腦部有抗利尿激素（ADH），主要控制尿排出的水量。中醫的腎主腦髓，ADH 也歸腎管理，控制平日的尿意。但在特殊時刻，如心情緊張時，心主神志的特質也會影響尿意，而出現頻尿、甚至尿失禁的情況，這類的頻尿就可以從安定心神著手。

心與心包、小腸的關係：打理善後組

心臟是君主，除了國家大事之外，還有一些私人事務需要「心腹」打理，萬一不慎闖禍了，也需要心腹幫忙善後。

心腹一號是「心包」。心包是心的外膜，跟心臟很貼近，功能很像圍繞在君王身旁的小宦官或貼身小廝，專為君王打理一些能讓他開心的私密事，同時也會代君王受過，細節在心包經論述。

心腹二號是「小腸」。小腸與心相表裡，且位在腹部，完全符合「心腹」之名。小腸吸收食物的精微物質是造血的材料，而

且小腸經還包覆在心臟後側保護心臟，是心君的禁衛軍。如果心火過旺，也會透過經絡下移到小腸，藉由小腸代謝水液的能力，讓心火從小便而出，幫心清熱，協助心臟功能的穩定。

 中醫師不傳之祕：
心臟透過頭面五官來照顧五臟

前面介紹過心主神志與 EQ 有關，連結記憶、思考和情緒，這也跟現代醫學的腦部功能有關，加上心主面，頭部與面部皆由心統理。這方面《內經》有相關論述：

十二經脈，三百六十五絡，其血氣皆上於面而走空竅：

- 其精陽氣上走於目而為睛，
- 其別氣走於耳而為聽，
- 其宗氣上出於鼻而為臭，
- 其濁氣出於胃，走脣舌而為味。
- 其氣之津液，皆上燻於面，而皮又厚，其肉堅。

上述關係簡單說，就是人體將全部經脈與絡脈的血氣向上輸送給面部空竅，讓位於空竅之內的五官包括眼、耳、鼻、脣舌等，得以發揮視覺（為睛）、聽覺（為聽）、嗅覺（為臭）、味覺（為

味）功能。

十二經脈連結五臟六腑，透過經絡系統將臟腑的狀況呈現於面部五官的功能上，《內經》說「五藏常內閱於上七竅也」正是此意。如何診察呢？

肺氣通於鼻，肺和則鼻能知臭香矣。

心氣通於舌，心和則舌能知五味矣。

肝氣通於目，肝和則目能辨五色矣。

脾氣通於口，脾和則口能知五穀矣。

腎氣通於耳，腎和則耳能聞五音矣。

既然五臟功能都反映在五官，心臟統理五臟的方式之一就是從頭面部著手，只要將五官照顧好，五臟就會強健。例如注意保暖，讓鼻竅保持暢通就是肺和；少用眼睛，多吃深色或黃色蔬果，保持視力清晰就是肝和等。

前面提到五官的細膩感受都由心管理，心又統領頭部及面部五官，可見心的「耳目眾多」，時時收集外在訊息以供心作決策。同時，心也很容易被外界資訊或環境習氣所影響，「耳濡目染」而建立價值觀，由於「近朱則赤，近墨則黑」，如果不知辨別紅與黑，萬一讓自己陷溺沉淪就糟了，這也就難怪古時候的孟母為了孩子的教育而「孟母三遷」。

小結：風光之下的辛苦

心臟身為君主之官，完全承擔所有臟腑經絡生理功能上的需求，如提供生命中最關鍵的氣血，也同時承擔所有臟腑經絡病理上的變化，如肺氣虛，肝火旺等皆令人疲倦，心臟就必須提供更多的氣血及心神去平復這些失調狀況，宛如派遣精銳部隊前去修復各個機構一樣，這些都會造成心臟的負擔。

另一方面，心臟猶如電腦主機，各個臟腑就像隨身碟一般，會將資訊傳入主機。來自四面八方的隨身碟很容易帶有病毒，一旦插入主機，病毒就會趁勢傳入。若電腦主機有強大的防毒軟體，病毒就無法入侵。同理，若心臟機能堅強，即使其他臟腑有邪氣，氣血失調，心臟就有能力抵擋，但如果心臟機能較弱，或長期被邪氣侵襲，心臟也會被打敗的。

僅有拳頭大的心臟加上短短的心經，無法獨自承擔這麼重大的責任，勢必要仰賴許多臟腑合力完成。大家別只看它被眾星拱月般的風光，殊不知心在高處不勝寒，「見人挑擔不吃力」，唯有身在其位才能體會。千萬不要以為全年無休的心臟非常耐操，任何組織或器官都有它的極限。所以再次提醒大家，一定要好好愛護這個風光卻也十分辛苦的心臟。

以下是心經經絡四大系統循行簡圖：

心經四大系統循行簡圖（捷運圖）

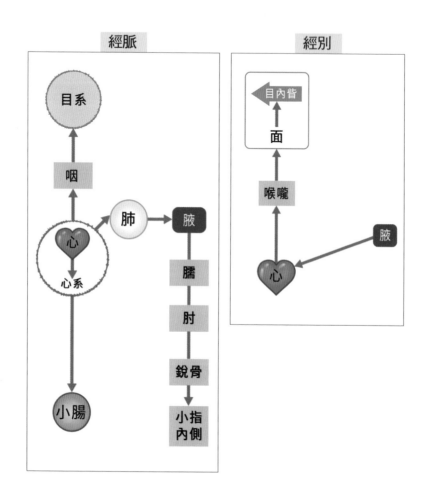

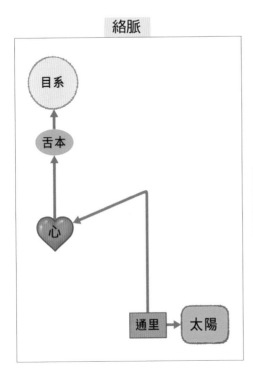

絡脈

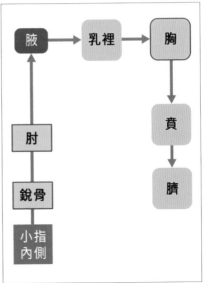

經筋

心經
四大系統

一、心手少陰之脈（經脈）

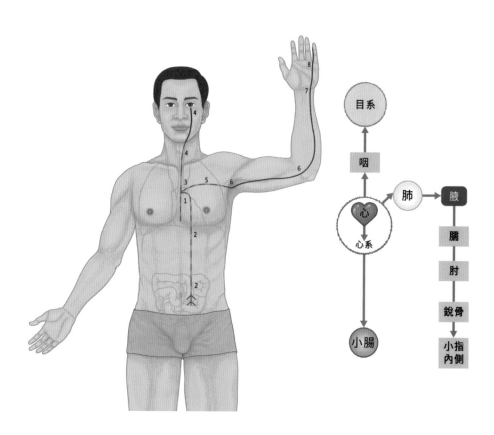

心經經脈循行圖　　　　　　　心經經脈捷運圖

手少陰心經──循行特色

心經經脈 《內經》原文	說明
1. 起於心中，出屬心系	起始於心中，再從心中走出，連屬於心臟及血管組織所形成的系統
2. 下膈，絡小腸	向下通過膈肌，聯絡與本經相表裡的小腸腑
3. 其支者，從心系	有一條支脈，從心系
4. 上挾咽，繫目系	向上挾行咽部，到了眼部，與眼球內連於腦的組織相聯繫
5. 其直者，復從心系，卻上肺	直行的支脈，再從心系上行至肺
6. 下出腋下，下循臑內後廉，行太陰心主之後，下肘內	從肺出於腋下，沿著上臂內側後緣，行走在手太陰經及手厥陰經之後，向下走入肘關節內側
7. 循臂內後廉，抵掌後銳骨之端	沿著前臂內側後緣，到掌後腕豆骨部
8. 入掌內後廉，循小指之內，出其端	進入手掌內側後緣，沿著小指橈側，出於手指內側末端，與手太陽小腸經相銜接

表格說明：

1. 編號代表經脈流動的方向和順序。
2. 粉色區塊代表循行在體腔內，白色區塊代表循行在四肢及頭面部位。

手少陰心經經脈循行的規律表		
手經	循行的方向	■ 手陰經：從胸腹 → 手 □ 手陽經：從手經胸腹 → 頭面
少陰經	分布的位置	□ 太陰經：上肢陰面的前線 □ 厥陰經：上肢陰面的中線 ■ 少陰經：上肢陰面的後線
心經	連結的臟腑	■ 表裡：心、小腸 ■ 其他：肺
起止點	經脈起止點	■ 心 → 小指

　　心經經脈屬於陰經，分布在人體較為深層的部位。循行路線可分為路線 1-3 及 5 的胸腹部，路線 4 的頭面部和路線 6-8 的上肢部三部分。

　　胸腹部：從心中出來連結心系（心臟及相連血管的整體系統），然後從心系分出兩條路線：一條向下穿過橫膈聯絡小腸，一條向上連結肺臟。（路線 1-3 及 5）

　　頭面部：從心系向上挾行咽部，到面部，連繫目系（眼球及內連於腦的整體系統）。（路線 4）

　　上肢部：從肺下行出於腋下，然後一路沿著手臂內側後線，通過肘與腕關節，最後抵達小指內側末端。（路線 6-8）

心經經脈有一個很重要的部位「心系」，指心臟和與其連結的肌肉、血管、神經和體液等組織。以心臟君王來說，心系包括王宮內所有人員，如君王的家屬、維持王宮安全的警衛，以及宮內的總務採買和人事行政等員工，他們都是幫助心臟完成任務的自家人。日常事務心臟無需自己出手，只要交給心系去處理就好。

十二經絡系統中，只有三系：肺系、心系與目系。心、肺及眼睛這三個部位周邊都有許多組織與之連結，形成一個完整的工作群組，而且都與生命及生活有重大關係，因此才成為人體的重要三系。

心經經脈系統就以「心系」為中心，呈十字形分布：向下絡小腸，向上挾咽部到目系，橫向經過肺、腋到手臂。這樣的結構，當雙側合併起來時，就變成心臟重要的主血脈與神志功能共同體，以及避免邪氣侵襲或外力直接傷害的保護結構。

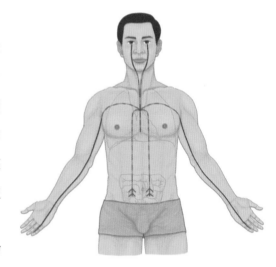

在十二經絡系統中，陰經通常透過相表裡的陽經上行至頭面，唯有心經與肝經為了連結目系，直接上行到頭面，尤其心經有三大系統：經脈、經別及絡脈都上行至面部，因為心臟這位君主有護衛國土安全的重責大任，所以特別破例，擁有「特權」上行頭面，加強與面部、眼目的連結，以快速收集外界資訊做出決策。

心經經脈連接「手小指內側—心 (含心系，肺)—小腸—目系」，我們簡稱整條心經經脈為「小心眼連線」，得以記憶循行路線的重要部位。

為了方便討論，我們再將胸腹部及頭面部分為三條路線：

路線 1-2：好心腸連線

路線 5：悲喜連線

路線 3-4：心眼連線

心經雖短，卻隱含了許多屬於中國人對於心臟及心情的故事在裡面，接下來就一起探索中醫如何看待身體及心理的運作。

心經循行特色一：
胸腹部的「好心腸連線」和「悲喜連線」

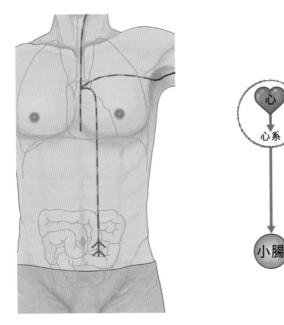

心經經脈胸腹部循行圖　　　　心經經脈胸腹部捷運圖

「好心腸連線」的故事：胸腹腔連線

好心腸連線是指循行路線 1-2「心—心系—小腸」的連線。

● 身體故事

心經與小腸經為表裡經，心與小腸在營養及代謝關係上非常密切。心主血，小腸的主要功能是「泌別清濁」，作為胃的下游，將屬於「清」的營養物質再吸收回送至胃，而將屬於「濁」的這些人體不需要的物質，向下輸送到大腸及膀胱。小腸營養再吸收的功能，增加精微物質轉化為血液的數量，心主血，讓心臟有更多的血量可以推動至全身，提高身體的功能。

另一方面，心的五行屬火，小腸處理體內水液代謝。水液有助於心火的平衡，當心火過旺時，會下移至小腸，讓火氣隨著尿液排出，中醫稱為「心火下移小腸」。

● 心理故事

在一般生活用語，我們也常聽到「心腸」兩個字，例如：好心腸、菩薩心腸、鐵石心腸、壞心腸……等。

咦！心與腸不就是前面所說的，是身體內部營養吸收及代謝的器官，哪有什麼好壞之分？甚至連菩薩都現身了？怎麼回事呀？

查閱字典，「心腸」有好多種意思，如心情、心緒、感情、心念、胸懷、肚量、想法、心事等，所以才會以「好心腸」和「壞心腸」形容心地的善良與邪惡；以「菩薩心腸」和「鐵石心腸」形容心軟與心硬，都是說明一個人的心性。

而在古代的詩詞中，也常見到「斷腸」或者「斷腸人」，如膾炙人口的元曲作家馬致遠的〈天淨沙〉：「枯藤老樹昏鴉，小橋流水人家，古道西風瘦馬。夕陽西下，斷腸人在天涯。」乍看感覺有些驚悚！但將前後文對照看，才發現「斷腸」不是真的斷腸，而是隱喻極度的悲傷。

可見日常生活中的「心腸」，不是中醫臟腑及經絡系統所認知的「心腸」啊！雖然如此，「心腸」這兩個臟腑名詞會被拿來形容心性及心情，一定有其緣由。

現代研究腹腦的學說認為人有「三腦」：頭腦、心腦及腹腦。在《卷二》胃經篇章中，我們曾討論過「腹腦」對於免疫以及情緒的影響。小腸也屬於腹腦的一部分，中醫認為心涵括腦的功能，所以，「三腦」幾乎都與中醫的心有關，也再次凸顯心與小腸有著情緒關係的連結。

「悲喜連線」的故事：胸部心肺連線

悲喜連線是指循行路線 5，「復從心系，卻上肺」的連線。

中醫重視天人相應，將五臟與四季、情志相對應。心的五行屬火，火屬熱，對應炎熱的夏天，情志也是充滿熱情的「喜」；

肺的五行屬金，金屬有冰涼感，一如秋天的涼爽，所以對應秋天，而秋天落葉滿地，令人有蕭瑟感，對應的情志就是「悲」。依據上述內容就將這條連線用很文青的方式命為「悲喜連線」。

● 身體故事

前面介紹過，心為君主之官，主管一身之血；肺為相傅之官，主管一身之氣。心與肺同居在胸膈之上，兩者關係很密切，依據現代解剖學，心臟與肺臟之間有大血管相互連接。 心肺的疾病也會互相影響：如肺心病、肺水腫等。而風濕性心臟病通常由上呼吸道感染的鏈球菌引起的免疫性疾病，隨著血流沉積在心臟的瓣膜上，導致心臟瓣膜薄片發炎，繼而結疤、變硬、變厚和變短。

心肺在功能上是密不可分，一如朝廷之中，君王需要宰相的輔佐一般，心所管理的血液，當然也需要肺所主管的氣來推動才能周流全身，這是維持生命的關鍵功能，因此，一向養尊處優的心臟，才會很難得主動去聯繫肺臟，以共同完成推動氣血的重責大任。

● 心理故事

「悲喜連線」除了身體氣血功能之外，也有情緒上的展現。

往昔在「不識愁滋味」的青春歲月裡，常被一些「為賦說愁」

的詩詞所感動，例如南宋詞人吳文英的〈唐多令〉：「何處合成愁？離人心上秋。縱芭蕉，不雨也颼颼。都道晚涼天氣好，有明月、怕登樓。……」當時就深深讚嘆作者能將「愁」字分開寫成「離人心上秋」。沒想到數十年後，竟然還可以借用這闋詞來闡釋中醫的心經！

心主喜，肺主悲，人生不就是悲喜交集的故事總和嗎？而且，人類是有趣的動物，不僅悲傷時會哭泣，欣喜時也會流淚呢！君不見「喜極而泣」嗎？可見流淚是表達情緒的方式之一，我們會在經別篇章中，討論眼淚和情緒的關聯。

俗語用「掏心掏肺」來表示極度的信任與真誠。心肺是關乎生命的重要器官，由於極度的信任，才願意掏出來給對方看。當然，一般是不會真的將心肺掏出來，只是藉著心肺的概念來表達那種毫無保留的真誠。

綜合胸腹部的「好心腸連線」及胸部「悲喜連線」可以一窺身體的智慧：「只要是關乎個體生存，身體都會主動去連結。」依據這個求生原則，心主動聯繫小腸，以確保有充足的造血材料；心主動聯繫肺，以確保可以將血液順利輸送到全身。

心經循行特色二：頭面部的「心眼連線」

心眼連線指循行路線 3-4「從心系，上挾咽，繫目系」的連線。

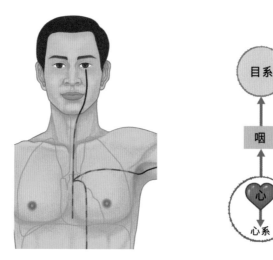

心經經脈頭面部循行圖　　　心經經脈頭面部捷運圖

「心眼連線」的故事：胸部與面部連線

「目系」是指眼球及眼球後面與腦部相連的組織，包括現在稱為「眼底」的部分，如視網膜、眼底血管、視神經乳頭、視神經纖維、視網膜上的黃斑部，以及視網膜後的脈絡膜等，從眼睛收集來的視信息會在視網膜上形成視覺神經衝動，沿著視路將視信息傳遞到視中樞形成視覺。所以目系與視覺的產生有關。

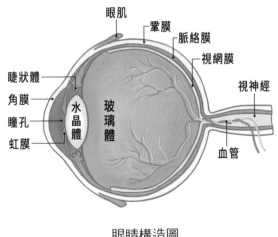

眼睛構造圖

　　「心眼連線」是心系特別上行面部去連結目系，賦予眼睛不同於其他官竅的特殊功能。

「心眼連線」解釋了「眼睛為靈魂之窗」的真正原因

　　「看到某某事物」是我們日常生活中的說法，意思是用眼睛接觸及接收外在世界的資訊，例如看到招牌、櫥窗、電影、愛人、街頭表演等等，這些都是客觀存在的事物，前文介紹過，當這些資訊傳入心裡時所造成的感受卻會因人而異。

　　生活中常見的例子，就是一群死黨去看電影，散場後大家聊天討論劇情，通常每個人印象深刻的情節不一樣，甚至同一段情節的內容，說法也不一；對於同一場電影的評價也有落差，有人

覺得音樂棒透了，有人覺得很難聽，有人覺得男主角超帥，有人卻覺得女主角很優雅，穿著非常有品味……，還有一種處於狀況外的同伴，頻頻插話問說：「有嗎？在哪裡？我怎麼都沒看到？」這就是我們常說的，有「看」沒有「到」！咦！電影不是同一部嗎？怎麼感受卻差這麼多？

這就要回到「心眼連線」來解密了！

前面解釋過，中醫所說的目系類似現代醫學的眼底部位，與視覺有關。中醫說心主神志，還涵括現代腦部所掌管的意識、思想、記憶和情感等功能。

在心經的經脈、經別和絡脈三大系統中，心臟都與目系或目內眥相連，可見「心—眼」關係特別密切，眼睛可以視為心臟對外代表的官竅！心跟目系的關係再細分成三個方面說明：

1. 眼睛為心收集資訊：眼睛將看到的事物內容傳送給心，心根據過去的經驗和好惡，分析這些資訊，產生情緒，甚至行動。例如看到暗戀的對象獨自走在下雨的街頭，此時心為之大喜，馬上發出行動令，趕緊走過去為對方撐傘，陪她走一段路，即使上班遲到也無妨。

眼睛就是心的情報局，收集資料傳送給心，心再加以分析、

記憶，產生情緒，俗語也如此說：「看在眼裡，攝在心裡」。

2. 心的定見影響眼睛的活動：人對於許多事物都會有過去經驗累積偏主觀的「定見」，它會影響我們對於客觀事物的感受與作為，例如喜歡紅色，討厭黑色的人，一旦看到紅色就很開心，會貼近想細看，看到黑色就覺得不吉利，立刻轉頭拒看。所以我們常常被心所影響，戴著「有色的眼鏡」看世界而不自知。

台東池上的「金城武樹」就是個好例子。在金城武先生到池上拍廣告之前，我們早就經過那棵茄苳樹好幾次啦！而且沿著那條田間道路還有許多棵長得很像的茄苳樹，當時也只覺得「哇！好美的一條路啊！」然後，自從帥哥來拍廣告之後，大家瘋傳一定要去那棵樹下感受帥哥的魅力，眼睛還癡癡望著那棵樹，期望斯人也在身旁。我在診間還一頭霧水問：「是哪棵樹啊？不都長得一樣嗎？有特別好看嗎？」茄苳樹還是茄苳樹，除了吸引許多追星族和遊客圍繞拍照，周邊變得很吵雜之外，並沒有改變，改變的是人們的想法。不是嗎？

3. 眼睛會透露心事：延續上面的話題。有人說，帥哥迷人之處，除了在茄苳樹下的姿態很瀟灑之外，眼神也超電人的，所以大家才會心生嚮往。

其實「電眼」也是「心眼連線」的傑作。由於目系與心連結，若對方恰是自己心儀的類型或偶像，在與對方眼神交會的剎那，感受馬上傳送到心，心弦輕易地就被撥動，心跳加速，神魂顛倒⋯⋯，這個透過眼神傳遞，挑起強烈的愉悅感受，感覺心彷彿被電到了的感覺，說穿了，就是「心眼連線」的作用。

一見鍾情也是類似的概念。有研究指出，男性比女性更容易一見鍾情，通常注視對方超過 8.2 秒，就很有可能對該名女子一見鍾情，表示被對方的眼睛電到了而墜入情網。但若對對方沒有興趣，大約 4.5 秒便會轉移視線，這就是有「看見」卻沒有「到心裡」。

每個人心中時時刻刻都存有各種念頭與情緒，透過「心眼連線」，這些念頭也會透露在眼神裡。例如因為對家人的愛，看到家族照片時眼神會特別溫柔，無論人們如何以面部表情或身體動作來掩飾，眼睛永遠是真情的洩密者，所以才會有「眼睛為靈魂之窗」一說。心念純正的人，眼神清澈，敢直視對方，無所畏懼；當人們口是心非或是說謊時，眼神通常都會閃躲，不敢正視，唯恐洩露真實的心念。

心經的「小心眼連線」，有兩種主要功能：

● **身體層次**：心主血主脈，小腸提供心臟製血的材料，肺氣協助心臟推動血液至全身。

●**心理層次：**心主神志，「心腸」一向用來形容心性，「心肺」的悲喜情緒，「心眼」眼睛為靈魂之窗，都與情志有關。「心眼」也會影響視力，將在病候中討論。

心臟是最善於分工授權的君王，因為政務繁忙，只需重點管理，其餘則授權給其他臟腑承擔，它們定期向心臟做業務匯報。心臟本身的經脈只主動連結小腸與肺兩個臟腑，共同維持內部生命機能為主，並連結目系，以掌握外在資訊，維持社會化。至於「心之華在面」及「心開竅於舌」的部分，將由心經經別和絡脈來完成。

 中醫師不傳之祕：心與眼睛之間的秘密

心與眼之間的關係，不僅依靠「心眼連線」而已，從《內經》相關內容可以看到，眼睛要真正成為靈魂之窗，還需要不少助力。

1. 建立【心－五臟－目】關係：
●心者五藏之專精也，目者其竅也。

2. 解釋眼睛和臟腑的關係：
●五藏六府之精氣，皆上注於目，而為之精。
●五藏六府之津液，盡上滲於目。

- 目者五藏六府之精也，營衛魂魄之所常營也，神氣之所生也。

3. 說明臟腑與眼睛透過經脈連結：

- 十二經脈，三百六十五絡，其血氣皆上於面而走空竅，其精陽氣上走於目而為睛。

- 諸脈者皆屬於目。

4. 最後點出「目者心使也，心者神之舍也」，建立【心—五臟—神—目】關係。

從《內經》可以看出，心統領五臟六腑，在心的強力主導之下，各個臟腑的精氣都透過自己的經絡上注於目，聰明的心臟只要掌握眼睛就能掌控所有臟腑。難怪心臟特別偏愛眼睛，因為眼睛就是古代君王的御史，也是心臟的 FBI（聯邦調查局）超級幹員。

心與眼關係如此緊密也是人類進化所需。當人類從四足動物成為兩足動物時，看到的世界變寬變高，也變得複雜了，視覺的重要性逐漸提升，變成收集外在資訊的主要來源。心將眼睛收集來的資訊加以分析，記憶以累積經驗，並且加入感受。例如賞心悅目或動人的畫面，都是經由眼睛傳遞訊息給心，讓心有所感。心也會依據過去累積的經驗或當下的情緒來看待事物，這些經驗和情緒就像有色眼鏡，影響我們看待世界的方式。例如當心情好

的時候，雨天也可以高歌歡唱；心情差的時候，即使晴空萬里，仍會躲在家裡獨自傷神哭泣。外界世界是客觀的存在，內心感受決定了自己跟世界的關係。

其他心與眼的關聯，如台語的「目色巧」是指過目不忘、記憶力和學習力佳的人；眼睛也會透露心思，無論是畏縮恐懼、溫暖歡喜或怒火中燒，即使努力控制情緒，善於察言觀色以了解對方心思的「明眼」人，仍能從眼睛一窺端倪。萬一含情脈脈的眼睛，遇到那些總是有看沒有見，毫無所覺，俗語稱為「鈍目」或「白目」的呆頭鵝，就只能一嘆了！

心經四大系統中，就有三個系統連結眼睛，做為心臟與外界聯繫的特使。心與眼的秘密關係，讓眼睛成為五官之中唯一具有雙向功能：input 收集訊息，output 透露心思。大家都知道，大眼睛的人通常比較熱情外放，眼睛小的人感情較為內斂冷靜。眼目會透露心思，當然成為「靈魂之窗」囉。

眼睛這個向外展開的窗戶，不僅隨著演化成為感官之首，其他感官只能默默運作，還牽引著心不斷隨著外在世界變化而動盪不已。唯有闔上眼睛，心才能自由，回歸自己，也讓其他感官得以發揮。這就是為何靜坐或欣賞聲音及味道時，通常會閉上眼睛以收斂心神，專注感受的道理。

心經循行特色三：
上肢部的「用心勾小指」連線

　　上肢部是循行路線 6-8 ，從肺出到腋窩正中央，沿著手臂陰面後側下行，特別點出在手太陰肺經和手厥陰心包經的後側，經過肘關節，依舊走在手臂陰面後側，抵達掌後銳骨之端，也就是腕關節內側突起的骨頭「豌豆骨」，進入手掌的後緣，即第四及第五掌骨之間，再循著小指內側（靠無名指那側），抵達小指末梢。

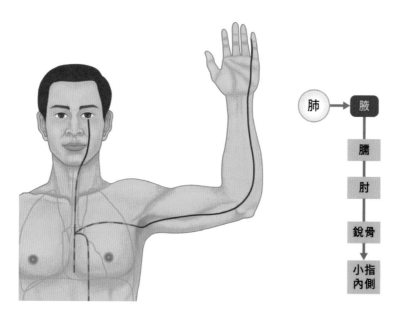

心經經脈上肢部循行圖　　　　　　　　心經經脈上肢部捷運圖

記得小時候常會跟同學勾勾小指頭代表約定或承諾，英文稱為 pinky swear 或 pinky promise。據說勾小指原是日本極道習俗，意指打破承諾的人必須切斷小指。聽起來有點嚇人！幸好，中醫理論可以搶救大家的手指頭。由於心連結小指，小指可以視為心的延伸，勾小指當然能讓彼此心意交流，只是外在世界變幻多端，人心當然也變化莫測，萬事之首皆在心，而應對治的是善變的心而不是小指頭，所以切斷小指頭於事無補。因為本經起於心，終於小指，所以我稱上肢這條循行為「用心勾小指」連線。

中醫師不傳之祕：
手臂關節處及小指都可以反應心臟的機能

由於心經沿著手臂陰面後線到小指內側末梢，途中所通過的腋窩（極泉穴）、上臂、肘關節、腕關節、手掌小魚際及小指頭，都成為心臟病的反應區，詳情參閱《中醫護好心》。

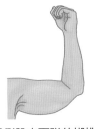

上臂尺側肌肉下墜的蝴蝶袖

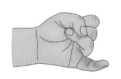

左小指末梢瘀腫

臨床上遇到左肩痛與情緒有關的病例。一位中老年女性病患來看診，近一個來月左肩痛，左手無法上舉，懷疑自己得了五十肩。這位患者平日少勞動，檢查肩關節也沒有嚴重的異常，但脈象及神色卻都透露一股憂鬱之情。經詢問，原來前陣子因為家務事跟媳婦鬧得很不愉快，婆婆覺得自己已經做得很多，卻總得不到媳婦的接納，非常委屈。情緒與肩痛問題發生時間很接近，我們懷疑是因為受心情影響，氣血阻滯，導致心經所過部位疼痛。決定從心經著手治療，手臂馬上可以自然舉起，連病人都非常驚訝。這是典型身心互相影響的情況。

　　心經止於手小指內側，小腸經起於小指外側，小指頭又是最容易觀察的部位，可以作為心臟功能的主要觀測區。心臟的疾病以氣血淤滯居多，當小指頭變粗，關節變腫，手指末梢顏色特別暗沉，嚴重者會出現手指麻或脹痛等感覺，都是心臟氣血淤滯的徵兆，要趕緊治療。

手少陰心經──病候

心經經脈病候 《內經》原文	說明
是動則病：嗌乾	本經經脈異常就會出現：咽喉乾燥
心痛	心痛
渴而欲飲	口渴想要喝水
是為臂厥	手臂氣血阻逆，出現厥冷、麻木、痠痛等症
主心所生病者：	主治心臟功能異常所發生的疾病：
目黃	眼睛發黃
脅痛	胸脅疼痛
臑臂內後廉痛厥，掌中熱痛	上臂及前臂內側後緣疼痛或厥冷，手掌心熱痛

表格說明：
白色區塊代表「是動病」，淺紫色區塊代表「所生病」。

心經經脈病候可分為三部分：

● 循行所過的肢體部位：如臑臂內後廉痛厥、臂厥、掌中熱痛等肢體症狀。

● 與心臟有關：因為「主心所生病」，而有心痛、脅痛症狀。

● 與心屬火特質有關：心的五行屬火，火熱旺盛及心火過旺

累及小腸，煎灼津液，都會出現嗌乾、渴而欲飲等口舌乾渴的症狀。

比較有特色的是「目黃」。在大腸經中介紹過目黃主要有兩種，一是「他覺性目黃」，一是「自覺性目黃」。

心經的目黃多屬於「自覺性目黃」，主要與心火過旺，陰血不足有關。

《內經》說明眼睛與血液的關係：「諸脈者皆屬於目……諸血者皆屬於心……肝受血而能視。」若長期熬夜，多吃燥熱食物，少喝水及吃蔬果，都會讓心火偏旺。還有哭泣過度、體內大量失血，如經血過量，或營養不良貧血等，陰血也會明顯不足。心火旺，血不足，眼睛長期缺乏陰血的滋養，就會出現眼睛疲勞、乾澀、畏光、流淚，視力逐漸下降，看東西昏黃不明的「自覺性目黃」。請參閱《卷二》大腸經。

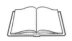

中醫師不傳之祕：
心經在胸腹部具有橫開與縱開的力量

　　心經經脈系統以「心系」為中心，呈十字形分布：左右橫向是胸部的肺臟與腋，上下縱向是咽與腹部的小腸。

　　臨床若遇到胸陽不振、痰濁上壅的胸痹，出現喘息咳唾、胸背痛、短氣之證，胸部為心肺之宮城，此病病位在心與肺，可用瓜蔞薤白白酒湯溫陽化痰通痹，透過心經以橫開氣機。若遇到心火下移小腸，見到面赤咽乾、口舌生瘡、小便赤濇而痛等證，此病病位在心與小腸，可用導赤散清熱利尿，透過心經以縱開氣機。

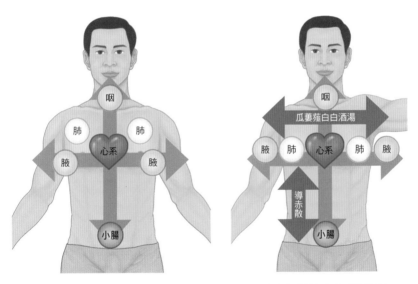

心經經脈在胸腹部的十字形分布　　　　　　心經經脈的十字形對治法

中醫師不傳之祕：
針灸開手針及原絡配穴特色

《卷一》曾介紹過「合谷太衝開四關」，可以大通氣血，常常作為針灸治療時的第一組穴位。這個擔任開路先鋒的穴位，我們稱為「開手針」。

開手針宛如書寫文章的「破題」，也如外出旅行時的方向定位，所以開手針是醫師對於本次病證的主要診斷，也呈現醫師該次治療的主要切入點。如果診治方向正確，通常下完開手針之後，病人的身體狀況，如面色、脈象等會有立即性的改變。因此，一旦選定了開手針，也決定了本次治療的成效。開手針方向越正確，整體療效越高，反之，若開手針方向不正確，例如該開提氣血，卻誤用健脾燥濕法，後續的治療就必須力挽狂瀾，努力回到正確的道路，整體的療效仍會降低。

在我們臨床的經驗裡，面對一般病證，合谷＋太衝通常就能打通氣血和經脈，為後續的針法提供足夠的動力與順暢的通路。如果病情有明顯氣血失調狀況，無論虛證或實證，都可以使用「開提心肺氣血」的方法，選用心經與肺經的原絡配穴：心經心神正（神門穴＋支正穴），肺經肺太偏（太淵穴＋偏歷穴）。肺為五臟之長，

心為五臟之專精，兩組穴位合用，可以調理五臟六腑，通行氣血。此法也可以跟合谷太衝並用，以加強療效。

「原絡配穴」是我們經常使用也很喜歡用，能以少針數取得大療效，猶如四兩撥千斤，非常取巧的配穴法。只要確定所病的臟腑或經絡，就直接選用所屬經脈的原穴，再加上與其相表裡經脈的絡穴。例如持續天雨，氣候潮濕，病人會出現身體沉重，筋骨痠痛，胸悶背緊，以及濕壓脈道而脈沉細軟的現象，此時可選用心經原絡配穴「心神正」，以強心祛濕，這跟前面所述開提心臟氣血方法一致，正是中醫「異病同治」之理。

曾經遇過一個特殊案例：一位五十多歲女性病患，近日右手臂外側尺骨附近皮膚突然變成灰白色，舌頭痛，口乾，飲水不能解渴等狀況。由於手臂尺側是心經及小腸經通過的部位，加上舌痛口乾，都是心火旺的現象，直接選用心經與小腸經的原絡配穴「心神正」。針後，舌頭痛馬上減輕，竟然連手臂皮膚的顏色也變深了。

最後不免提醒，萬一病情非常複雜，請記得「越複雜的病證，越要從簡單的方向著手」的原則，詳情會在膀胱經中說明。

中醫師不傳之祕：
桂枝甘草湯與心經之間的特殊關聯

　　《傷寒論》的桂枝湯被尊稱為「群方之首」及「天下第一方」，不僅因為是書中第一個出現的治方，《傷寒論》諸多方劑都由桂枝湯變化而來，而且也是《傷寒論》論述篇幅最多的藥方。

　　桂枝湯涵括「辛甘發散為陽」特質的桂枝甘草湯和「酸甘收斂化陰」特質的芍藥甘草湯，加上薑棗而成，以調和營衛陰陽。

　　歷代研究《傷寒論》者眾多，宋代許叔微在《傷寒九十論》說「仲景論表證，一則桂枝，二則麻黃，三則青龍。」明代方有執在《傷寒論條辨》指出太陽病理論有「風傷衛」、「寒傷營」、「風寒二傷營衛」三綱，清代喻嘉言《尚論篇》將此思想發展成「三綱鼎立」說。此學說後代仍有爭議，我們則借用其概念來說明風傷衛的桂枝湯，寒傷營的麻黃湯，以及風寒二傷營衛的小青龍湯，三方都含有桂枝與甘草兩味藥，可見桂枝與甘草是仲景治療太陽病必備的基本方。

　　桂枝甘草湯在《傷寒論》也有其獨立的治證：
● 未持脈時，病人叉手自冒心，師因試令咳而不咳者，此必

兩耳聾無聞也。所以然者，以重發汗虛故如此。

● 發汗過多，其人叉手自冒心，心下悸，欲得按者，桂枝甘草湯主之。

兩個條文合參可知，該病人因為發汗過多，損耗心陽，主血主脈功能失常，而出現心動悸的現象。

為何發汗過多會損傷心陽？

首先，依據中醫「喜按者為虛證，拒按者為實證」理論，本證病人在心悸時，不自主出現叉手自冒心的動作，表示此證是虛證。由於汗為心之液，汗水屬陰液，需要心陽的推動才能排出體外，因此當發汗過多時，不僅陰液流失，心陽也跟著耗損。但本證是屬於心陽虛或心陰虛？我們從桂枝甘草湯來推論吧！

桂枝：《神農本草經》記載「味辛，溫。主治上氣咳逆，結氣，喉痺，吐吸，利關節，補中益氣。」現代中醫學記載【性味歸經】為味辛甘，性溫，歸心、肺、膀胱經。【功效】能發汗解肌，溫通經脈，助陽化氣。

甘草：《神農本草經》記載「味甘，平。主治五臟六腑寒熱邪氣，堅筋骨，長肌肉，倍力，金瘡腫，解毒。」現代中醫學記載【性

味歸經】為味甘，性平，歸心、肺、脾、胃經。【功效】能益氣補中，清熱解毒，祛痰止咳，緩急止痛，調和藥性。

	桂 枝		甘 草	
書籍	《神農本草經》	現代中醫學	《神農本草經》	現代中醫學
性味	味辛，溫	味辛甘，性溫	味甘，平	味甘，性平
歸經		心、肺、膀胱經		心、肺、脾胃經
功效	上氣咳逆，結氣喉痺，吐吸利關節，補中益氣	發汗解肌溫通經脈助陽化氣	五臟六腑寒熱邪氣堅筋骨，長肌肉倍力，金瘡腫，解毒	益氣補中，清熱解毒祛痰止咳，緩急止痛，調和藥性

從性味來看：桂枝與甘草是辛甘溫的「辛甘發散為陽」組合，以補陽氣為主。

從歸經來看：桂枝與甘草同歸心肺經，心與肺同居膈上，心經還特地從心系向上連結肺，肺主氣，心主血，共同管理全身氣血的運行與分布。此外，肺主一身之表，提供身體對外的防護，身為君主之官的心臟則透過全身組織，時時刻刻收集身體內在與外在資訊以應變。因此，桂枝甘草同歸心肺經，具有人體防衛及應變的重要功能。

從通經理論來看：桂枝甘草湯入手足太陰經和足太陽經，也符合臟腑通治法中「太陰太陽為開」，善於展開體表氣機的特質。

桂枝再入膀胱經之意

　　肺經與膀胱經不僅皆主一身之表，還與每天醒來張眼之際啟動衛氣有關（參閱《卷一》）。《傷寒論》太陽病提綱證「太陽之為病，脈浮，頭項強痛而惡寒」也屬於膀胱經。

　　《難經》說「心者血，肺者氣，血為榮，氣為衛，相隨上下，謂之榮衛，通行經絡，營周於外。」肺主氣，氣來自於衛氣，衛氣行於脈外；心主血，血來自於營氣，營血行於脈內。衛氣營血通行在經絡中，在人體內外上下相隨並行，以發揮保衛及濡養的功能。營衛併行，心肺兩臟則共同負責維持營衛功能的和諧。

　　若營衛失和，如《傷寒論》三個相關條文：

- 太陽病，發熱汗出者，此為榮弱衛強，故使汗出。欲救邪風者，宜桂枝湯。
- 病人藏無他病，時發熱自汗出而不癒者，此衛氣不和也。先其時發汗則癒，宜桂枝湯。
- 病常自汗出者，此為榮氣和。榮氣和者，外不諧，以衛氣不共榮氣諧和故爾。以榮行脈中，衛行脈外，復發其汗，榮衛和則癒，宜桂枝湯。

　　「衛氣不共榮氣諧和」會出現時發熱、時自汗出的證候，都

宜桂枝湯治療。桂枝歸心、肺、膀胱三經，因此桂枝湯中，治療太陽病與調和營衛的關鍵性藥物非桂枝莫屬，這也點出仲景先生將本方稱為桂枝湯，且作為《傷寒論》首方的深意。

甘草再入脾胃經之意

十二經絡之末的肝經最後傳入於肺，身為十二經絡之首的肺經在承接肝經所注入的氣血之後，卻不是直接起於肺，而是起於中焦。《卷一》中曾解釋原因之一就是肺經為了補足前一個十二經脈循環中所損耗的氣血，特地從中焦脾胃汲取新的營養加到經脈之中。甘草入肺經，加上濃厚的甘味入脾胃經，都能協助肺經從脾胃快速獲得養份，啟動人體新鮮健康的氣血循環。另外，脾胃兩經都與心臟建立御膳房之路，以確保營養物質能直接輸送至心。

甘草善於調和諸藥，故有「國老」之稱，人緣極佳的甘草也善於調和十二經脈氣血，協助桂枝掌控全身經脈氣血，調和營衛，是桂枝的好夥伴，其功不可沒。

在《卷一》介紹過十二經脈依據功能特質分為三組團隊，桂枝甘草所歸入的五個經脈系統中，肺經與脾胃經屬於第一組「備餐團隊」，心經與膀胱經屬於第二組「聚餐團隊」。備餐團隊為

聚餐團隊儲備氣血，讓聚餐團隊可以維持良好的生活品質並維持生命，因此桂枝甘草湯才能成為天下第一方桂枝湯的基本方，並貫穿整個《傷寒論》注重養陽的精神。桂枝與甘草歸經正是以心臟為核心的經絡網路。請參考下面的進貢圖。

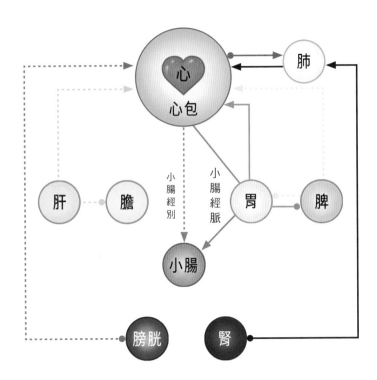

從功效來看，桂枝與甘草都能補中益氣，脾胃為後天之本，氣血生化之源，提供心臟主血脈所需的氣血，桂枝還能溫通經脈，助陽化氣，協助心臟推動血脈，甘草能緩急止痛，也能和緩心悸心慌的焦慮。

桂枝甘草湯是桂枝四兩、炙甘草二兩，二：一的比例組成，以桂枝辛溫通脈，助陽化氣為主，提供心臟所需的養份與動能來溫通心陽，心陽得復則心悸改善。心寄竅於耳，心陽充足，耳竅得到濡養，就能恢復聽覺。這是本證屬於心陽虛的證明之一。

其次，發汗過多而出現心陽虛為主的證候，表示此人平時心陽就不足，因此汗出過多時，心陽的損傷比陰液明顯。

舉例來說，陰陽平衡的正常人，體內陰液與陽氣的比例應該是均等，即一比一。但是《傷寒論》中這位病人平時體內陰液為90份存量，陽氣為70份存量，相較之下，陽較虛，陰較盛，陰盛陽虛，身體容易畏寒，四肢偏冷。人體汗出時，陽氣為陰液的載體，透過心陽的推動，汗液才能排出。本次汗出各損傷20份的心陽與津液，則心陽剩下50份，陰液剩下70份，雖然兩者差異仍舊是20份，但心陽耗損率是20／70＝29％，陰液耗損率為20／90＝22％， 而且心陽僅存五成，難以推動血脈，心臟為了避免體內器官組織缺血缺氧，維持人體正常生理功能，只好增加心跳以提供身體足夠的血量，從而出現心動悸。心跳過快會產生恐慌感，

所以病人會以雙手交叉在胸前按著心臟，期能減緩心悸心慌的情形，嚴重者還兼有心氣無法濡養耳竅的耳聾現象。

以上就是平素心陽虛的人，發汗過多會嚴重損及心陽之理，可使用溫補心陽的桂枝甘草湯從根本治療。

本方雖然只有兩味藥，卻是《傷寒論》中治療心悸的要藥，後世補心陽之方皆從此方化裁而出，因此被歷代醫家公認為「補心陽之祖方」。本方也是太陽病三綱鼎立的基本方，《傷寒論》所述之疾病就始於素體心陽不足之人為外在風寒邪氣侵襲所致，也符合中醫「邪之所湊，其氣必虛」的理論，或者也可以倒過來說「其氣虛處，邪必湊之」。這種現象日常生活也很常見，例如平時呼吸道比較脆弱容易咳嗽的人，每次受了風寒，發病幾乎都從咳嗽開始，出現桂枝湯加厚朴杏子湯證；平素脾胃虛寒容易腹瀉的人，一感冒就易腹瀉，出現四逆湯或理中湯證。

桂枝甘草湯與心臟功能非常密切，桂枝與甘草正好都是烹飪時的調味料，平日可加入菜餚或作為茶飲來護心陽。

桂枝也可視為心經的代表藥，配合其他藥物可以治療心經所屬的疾病。下圖選用《傷寒論》及《金匱要略》與桂枝相關的經方及加減方，紅色色塊為主證，以呈現桂枝與心經的關係。由於篇幅的關係，無法詳述，請自行參閱相關書籍。

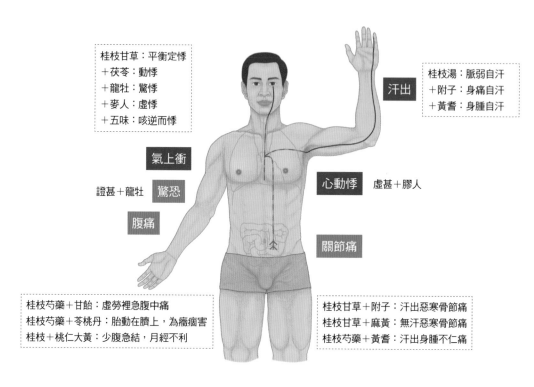

桂枝甘草：平衡定悸
＋茯苓：動悸
＋龍牡：驚悸
＋麥人：虛悸
＋五味：咳逆而悸

汗出
桂枝湯：脈弱自汗
＋附子：身痛自汗
＋黃耆：身腫自汗

氣上衝

證甚＋龍牡　驚恐

心動悸　虛甚＋膠人

腹痛

關節痛

桂枝芍藥＋甘飴：虛勞裡急腹中痛
桂枝芍藥＋苓桃丹：胎動在臍上，為瘕痼害
桂枝＋桃仁大黃：少腹急結，月經不利

桂枝甘草＋附子：汗出惡寒骨節痛
桂枝甘草＋麻黃：無汗惡寒骨節痛
桂枝芍藥＋黃耆：汗出身腫不仁痛

《傷寒論》及《金匱要略》與桂枝相關的方藥

　　另外，再從進貢圖來看，桂枝湯以桂枝甘草為底方，加入薑棗以強化心與脾胃的關係，加入肝經的芍藥建立肝與心的關係，心與腎之間則可改用肉桂來連結。由此可知，桂枝湯不僅是天下第一方，也是心經系統的代表方，這也呈現出心為君主之官在人體的崇高地位。

桂枝甘草湯與「心部於表」的思考

桂枝甘草湯既是補心陽祖方，也是張仲景治療太陽病必備的基本方，桂枝甘草湯連結了補心陽與治表證這兩件事情。然而心為君主之官，長住體內，如何能治療表證呢？

《內經》說「藏有要害，不可不察。肝生於左，肺藏於右，心部於表，腎治於裡，脾為之使，胃為之市。」其中的【心部於表】正是本題的答案，心臟部署於人體之表，當然能治療外感表證。

然而位居深宮的心又如何部於表？我們還是從心臟的特質討論吧！

心屬火，主溫度變化，也主諸痛，還主管人體重要的物質與組織，包括血、脈、汗、頭面五官等，對照《傷寒論》太陽病提綱證「脈浮，頭項強痛而惡寒」，加上桂枝湯主治的太陽中風證候「發熱汗出，惡風脈緩」，其中脈象、寒熱溫度、出汗等變化，符合心臟所主管的特質。除此之外，心主神志，主面部五官，都還與人際活動有關，因此「心部於表」與身體和心理皆有關聯。簡要說明如下：

第一、心主面與舌竅，建立與外界的人際關係

面部是人體外表最容易被看見的部位，位在面部的五官也時時收集外界資訊給心做決策，同時也透過表情來表達內在感受。心開竅於

舌,主言語,是人類對外溝通和表達意見的重要工具。心主面與舌竅,攸關人類社會化和文明的發展。

第二、心主管營血在身體內外的周流與活動

心主血主脈,衛氣推動著營血在經脈中流動,向內分布於臟腑,向外運行至肢體,提供全身各個組織器官充足的養份,以維持正常生理機能。由於營衛併行,營血所在之處,衛氣也會幸福相隨,反之亦然。這就猶如嫁出女兒的同時也得了個半子(女婿),家族成員不減反增,皆大歡喜。因此心所主管的營血與伴行的衛氣,共同在體表防禦人體,功能更為強大。

第三、心主汗,汗液既能調節體溫,也是體表邪氣的出路

汗為心之液,血汗同源,不同的是,血液在脈管中流動,汗液在體表組織間流動,汗液可視為血液在體表的存在形式,因此中醫很重視汗液。體表適當的排汗可以調節體溫,但若是在汗出之時,毛孔大開卻未加以防護,直接受風就會感冒。由於每個人體質上的差異,當人體被風寒侵襲時,可能會出現有汗出的桂枝湯證,或是無法汗出的麻黃湯證,「汗」就成為鑑別病情的關鍵之一。

既然體表是外邪入侵人體的管道,治療時也可透過發汗,順勢將邪氣從體表排出來治療外感表證,中醫稱為「發汗解表法」,民間也

常用喝薑湯發汗來預防或治療感冒，可見英雄所見略同。

再舉桂枝湯為例。雖然桂枝湯在《傷寒論》治證甚多，但桂枝湯的首治證為太陽中風證，是屬於心陽偏虛的人罹患外感疾病的證候，我個人也常用桂枝湯來治療自己的風寒外感之症，常常中藥才抵達喉嚨，鼻水就停了，鼻塞也通了，手足立刻變暖。不僅桂枝湯治感冒很有效，麻黃湯及小青龍湯也能治感冒，此三方皆有桂枝甘草，且都透過出汗來改善症狀。

第四、心主諸痛

病機十九條中「諸痛癢瘡皆屬於心」，疼痛有可能來自氣血不通，也可能來自外部刺激，經由神經把訊號傳遞到腦部產生痛覺。總論介紹過，中醫的心臟涵括腦部的功能，當然也包括痛覺在內。

心可以感覺疼痛，也能分泌腦內啡來阻絕痛感，這對於多數人來說可能是個好消息，因為痛覺幾乎每個人都曾經歷過，卻很少人喜歡它。其實疼痛不完全是壞事，因為「痛覺」是人類自古以來最重要的自我保護機制，例如不小心被尖銳物刺傷或身體被火燒灼的疼痛感，都會讓人刻骨銘心，記取教訓，之後遇到類似情況時會立即閃避，以免再度受到傷害或喪命。

早年跟在老師旁邊看診時，曾看到一位中年女性病人的手掌及手指

嚴重扭曲變形，並有燙傷的痕跡。原來她患有癲癇，有幾次在煮飯時剛好發病，手掌恰巧就擱在爐火上，當下並沒有痛覺，未能即時將手移開，才造成如此悲慘的狀況。自此我對於痛覺有一種尊敬感，體會它有著「善意提醒，避免災難」的功能。尤其當了醫師之後，病人的疼痛會透露出身體內在的狀況，對於臨床的診治非常重要。

人體的表層佈滿了密密麻麻的血管、神經與經絡系統，它們都歸心管轄，心又主神志，當接受到外在世界對於身體的直接與間接刺激時，會產生各種感覺和記憶，痛覺是所有感覺中最深刻也是最需要被關切的，它會督促心臟做出重要決策，例如要坦然面對刺激或立即轉身逃命等，這也是心主諸痛的另一層意涵。

心為君主之官，對內統合臟腑功能；心部於表，主管面部五官以及營血、汗液與痛覺，成為人類對外社會化與防禦的機制。透過桂枝甘草湯這個補心陽祖方和太陽病必備基本方，讓我們見識到位高權重的心臟對於身體全面性的防護與掌控能力。不禁再度慨嘆：人體真是太奧妙了！

中醫師不傳之祕：心經與婦科密切相關

心經與桂枝的關係，也呈現在婦科方面。

除了前文介紹「二陽之病，發心脾，有不得隱曲，女子不月。」心與脾與婦科的關係外，《內經》還提到：「月事不來者，胞脈閉也。胞脈者，屬心而絡於胞中。」這裡提出很重要的觀念「胞脈」，對於女子來說，血是最重要的物質，無論月經或妊娠都需要充足的血液。「胞脈」顧名思義是聯絡胞宮（即子宮）的專屬經脈，以供應胞宮血液與養份。心主血主脈，胞脈屬於心，再向下絡於胞宮，表示心臟很重視傳宗接代以保留優質的血脈血統，特地開展一條「胞脈之路」。心經「好心腸連線」表面上是「下膈，絡小腸」，子宮就位於小腸下方的骨盆腔內，位置非常親近，所以「小腸」不僅是小腸，還包括胞宮在內，心經與小腸經因此與婦科建立密切關係。

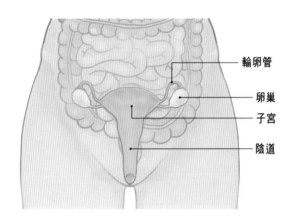

隋代巢元方等人所編著的《諸病源候論》是中國現存第一本病因

學、病理學與證候學專書，書中指出：

「手太陽小腸之經也，為腑主表；手少陰心之經也，為臟主裏。此二經共合，其經血上為乳汁，下為月水。」

還舉例説「婦人月水不利者，由勞傷血氣，致令體虛而受風冷，風冷客於胞內，損傷衝、任之脈，手太陽、少陰之經故也。衝脈、任脈之海，皆起於胞內。」

月水即經血之意。由於衝脈任脈皆起於胞內，與胞脈相關，因此胞宮之內的經血，由心經、小腸經及衝任二脈共同統領。

該書共有 10 條條文應用此概念來説明月水不調、帶下及漏下等病候，病因大致都是勞傷氣血、體虛受風冷等，致使風冷之氣客於胞宮之內，損傷衝脈、任脈二脈，也影響手太陽小腸經及手少陰心經。手太陽少陰二經專責調節胞脈的經血，向上輸送至心臟所在的胸部則變化為乳汁，向下輸送至小腸所在的下腹則變化為月水。如果胞脈運行失常，如經血當下而不下就會導致月經失調。

關於胞脈失常的原因，《內經》另指出「今氣上迫肺，心氣不得下通，故月事不來也。」心與肺同居胸部，肺氣協助心臟推動血液，如果氣上迫肺，使得肺氣停滯於上部，心氣也跟著無法

下通，胞脈閉阻，月經就無法如期了。

　　一位中年婦女左側乳房有囊腫，局部經常疼痛，左側手臂心經循行路線也有疼痛感，月經已經數月未來。我們就在心經路線上的腫起或顏色暗沉處加上艾灸，沒想到第二天月經就來了，血量超級多，但病人覺得身體很輕鬆舒服，左側乳房痛感明顯減輕，左臂心經路線已無疼痛。這是因為氣血瘀滯在胸部的乳房，雖然未形成乳汁，卻干擾經血下行到胞宮，導致月水不調，月經停止。

　　另外，由於胞脈連結心臟與胞宮，產婦在坐月子期間若以手碰觸冷水，寒氣很容易透過手部的心經系統上行到心，再沿著胞脈進入胞宮。脾經與胞宮關係密切，一旦寒氣傳入胞宮，也會影響脾經，脾胃主四肢，寒氣流入四肢關節，痹阻經脈，等到年紀大了之後，氣血循環能力變差，就會出現四肢關節疼痛，甚至變形的情況。

　　有關妊娠的診斷，《內經》說「女子手少陰脈動甚者妊子。」這就是中醫師可以透過把脈測知懷孕的秘密。懷孕期間需要大量的血液來照顧胎兒，準媽媽體內血液就會集中到骨盆腔，中醫稱為「聚血以養胎」，這些血液主要透過胞脈輸送，當然也會反映在心經經脈上而出現異常蓬勃的脈動，特別飽滿滑利的現象。

《諸病源候論》也說明產後無乳的原因：「妊娠之人，月水不通，初以養胎，既產則水血俱下，津液暴竭，經血不足者，故無乳汁也。」胞脈之血在懷孕時用來養胎，生產時如果大量出血，本來就經血不足加上來不及補充時，就會出現產後無乳汁的情況。

　　許多媽媽也發現，產後如果持續哺乳，通常月經就不會來或月經有來但量少，月經來了之後，乳汁相對減少，這是因為乳汁跟月水都來自同一個源頭「胞脈」的關係。

　　在《金匱要略》婦人病篇章中，無論是治療婦人宿有癥病的桂枝茯苓丸，或婦人年五十所，曾經半產，瘀血在少腹不去的溫經湯，都用得到桂枝。參酌《內經》有關「胞脈屬心而絡於胞中」的病位思考，以及《諸病源候論》「風冷之氣客於胞宮之內」的病性思考，桂枝也可視為溫通胞脈的代表藥。

二、手少陰之正（經別）

本經別路線比較精簡，連結重要部位，主要分布在胸部和面部（臉）。路線不長，但意義重大。

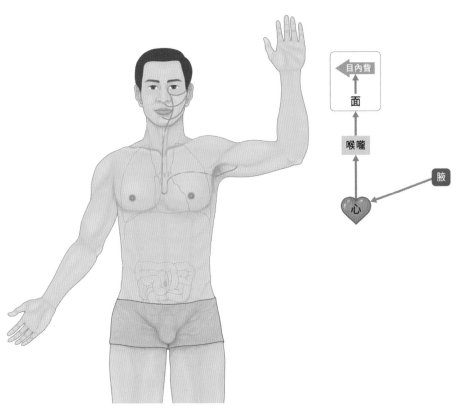

心經經別循行圖　　　　　　心經經別捷運圖

心經經別 《內經》原文	說明
5. 合目內眥	在眼睛內角處（眥音字。意思是眼角或眼頭。靠近鼻子端的眼頭稱為「內眥」），與相表裡的手太陽小腸經會合
4. 出於面	淺出於整個面部
3. 上走喉嚨	再向上走到喉嚨
2. 屬於心	歸屬於心臟
1. 別入於淵腋兩筋之間	本經別在腋下腋窩兩筋之間，別行而進到體內

一般經別會在體腔內加強與相表裡臟腑之間的連結關係，唯獨心經經別以強化心臟本身的功能為主，最後合入眼內角，與相表裡的小腸經相交。心經經別是十二經別中，唯一不合入陽經的陰經經別，此乃王者之風，走自己的路，專責於心與目系的關係。

心臟有問題，臉上也能看出病癥

「眼睛為靈魂之窗」，透過眼睛我們總會透露出自己的心思；另一方面，眼睛又是心的情報局，負責收集資料回報給心來做決定，所以心經經別繼續強化「心眼」關係，還加入「面（臉）」。依據本經別連結心臟—面—目內眥的特色，簡稱為「經別心面目連線」，可以視為心經經脈的補充版。

心經經脈原來是從心系「上挾咽，繫目系」，本經別則從心臟「上走喉嚨，出於面，合於目內眥」，擴大循行範圍，涵括整個面部，這就是心經總論中介紹「心之華在面」的結構基礎。

「經別心面目連線」一方面補充了心經經脈的不足，另方面呈現「心之華在面」的經絡基礎，讓心臟這位君主之官得以透過面部的五官收集更多外界資訊來做決策。同時，心臟本身的功能也會展現於面部，以及對於外界刺激、自己內心的感受等，都會循著心經經別反映在面部。

大家都說心臟病是沉默的殺手，因為心臟除了面對自己的問題之外，還要承擔所有進貢團的問題，並且會一直忍忍忍……，忍到不能忍的時候，一切都已來不及了！

其實，可憐的心臟也一直在呼救，只是心事誰人知？幸好還有中醫師能解讀心臟透露出的求救訊號，在《中醫護好心》書中，我特別製作了一張心臟病常見的先兆圖，提醒大家可以從面部、軀幹以及四肢狀況，事先發現心臟的病苗，適時給予辛苦的心臟關懷和照護。

心主面，心臟問題會明顯呈現在面部，讓人一望即知。傳統中醫的診斷法為望聞問切四診，其中望診為首要，古人說「望而

知之謂之神」，面部更是望診的重點區域，心臟與全身的問題就都可以從面部來掌握。另一方面，面部疾患也可取心經治療，如面色赤紅發熱、面部肌肉腫硬、面部癢疹等。

臉部的表情就是會洩漏心事

心經經別在胸部與心經經脈一樣，都走在人體較為深層處，但經過喉嚨到了面部時，就會走到淺層，以便遍佈於這個肌肉少、坑洞多的特殊結構。心經經別延續心臟的特質，除了管理面部的神經與血管之外，還遍佈面部的軟組織，如肌肉、韌帶、軟骨、肌腱等部分。

其中心經經別掌管的面部肌肉部分，特別圍繞在眼、耳、鼻、口、唇周圍的表情肌。心既然為感受之主，情緒也會反應在面部組織而出現特有的表情，例如開心時則眉開眼笑；討厭的感覺則撇嘴皺眉；感到生氣立即瞠目結舌；緊張時會控制不了的嘴角微顫等。這些臉上表情經常第一時間就洩漏了心事，擋都擋不住。

此外面部的肌肉也會因應外在環境變化，產生保護動作來回應，例如面對疾風驟雨時，我們通常會瞇著眼睛、緊閉口唇，採取防衛動作來避免意外傷害的發生。

心之華在面，中醫觀人面色尤其能看出心病，例如在中醫五

色對應五臟的觀念裡，紅色正是對應心，這當然跟心主血有關，健康的人神采奕奕，語音清晰，面色理當紅潤，如果出現長期的精神萎靡，說話聲音出不來，面色異常（詳述於總論），就要小心有心臟問題了。總論中介紹的那位八十多歲婆婆突然聲音沙啞難出，語音微弱，心臟無力的案例便與心經經別有關。

 ## 中醫師不傳之祕：
臉部的顏色及肌肉可以判斷心臟狀況

《內經》說「心其華在面」，心經經別也連結了心與面部，所以可以從臉部來觀察心臟功能。（《中醫護好心》第五章特別強調心臟疾患有跡可循，提醒讀者一定要學會自我檢查。）

1. 觀察面色

總論中介紹面部「常色」分為兩類：東方人正常的臉色是黃紅隱隱，有光澤滋潤感，是為「主色」；當我們隨著季節，面部顏色會稍微變化，例如夏天天氣炎熱，臉色稍微偏紅，冬天天氣寒冷，臉色稍微偏白，都是正常的，是為「客色」。

但若面色長期不變，也不隨季節改變，而且還出現以下情況可就要小心了：

● 面色暗紅，底層多細細的暗色小血絡：代表心臟氣血淤滯。

● 面色灰黑暗沉，沒有光澤，甚至浮腫：代表心臟氣血淤滯，且還影響肺功能。

● 面色蒼白沒有光澤：多屬於氣血不足的虛證，體力差，容易心悸胸悶。

● 冬天時兩側顴骨偏紅，甚至有熱感，天氣越冷，臉部紅熱情況更明顯，俗稱為「蘋果臉」。若出現在孩童臉上是健康的象徵，但若是出現在中老年人臉上，就是心臟病的警訊了。許多風濕性心臟病患者，當二尖瓣出現病變時，面色會變為暗紅。中醫認為面部代表心臟，面部不正常的暗紅色或暗沉，尤其暗紅色出現在屬於小腸經的顴骨部位，除了氣血阻滯之外，還表示心臟跳動過度，就像引擎過熱一樣，長久下來，很容易胸部悶痛、呼吸短促，嚴重者還會出現心臟衰竭。

以上這四種面色統稱為「病色」，要及時予以治療。

2. 觀察面肌

心臟有問題的人，左面頰的肌肉通常會出現異狀。

如果是氣血淤滯，左面頰的肌肉會比右邊腫；如果是氣血不足，左面頰的肌肉會比右邊陷。左側面部肌肉無論腫起或凹陷，都是心臟病的警訊。

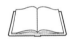 **中醫師不傳之祕：**
「面―目連線」的臨床意義

本經別在面部的「面―目連線」，分布部位是由寬寬的面部逐漸聚合到窄窄的目內眥，這樣的走向可能有兩種意義：

第一種意義：心經經別沒有直接連結小腸腑或小腸經，而在目內眥與小腸經的支脈相交，以加強對於眼睛的管理。這是心經與小腸經的第二個交會點，第一個交會點在手小指。可見小指與眼睛是此二經共同的重點區域。在經脈篇介紹過心經與小腸經「經血上為乳汁，下為月水。」小指也是乳房疾病的反應區。（小腸經篇章將介紹）

第二種意義：依據人體經濟學「能走平路時就不要翻山越嶺」的節能省碳原則，從寬敞的面部收納到鼻側的眼頭處，這條路線應該會走在平坦處，亦即避開顴骨，沿著唇角、鼻側到目內眥。這段路途是面部黃金路線，許多經絡都通過本處，如：胃經由上而下通過，大腸經及小腸經由下而上通過等。

雖然多條經絡經過本區，由於本區是心經經別由面部聚合到目內眥的路線，寬廣的面部宛如四線道馬路，到了目內眥縮為單

線道，車道縮減，容易塞車，經脈
的氣血也一樣，加上下方為鼻淚管
（後文會介紹），因此將位於鼻旁
和顴骨之間的區域，亦即從唇角、
鼻側到目內眥這個區域部位稱為
「心臟功能在面部的反應區」，可
以反應出心臟功能。

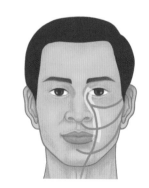

心臟功能在面部的反應區（黃色）

　　臨床上，許多心臟有問題的人在本區常會出現異常腫起或凹
陷，緊繃或無力，甚至色素沉澱者，只要針對心臟予以治療，這
些異常狀態隨即改變。

　　另方面，由於頭面部是重要部位，有諸多經絡通過，各經絡
所經之處深淺不同，彼此之間也有分工：

● 心經：循行在面部深層肌肉，以及黏膜、神經及血管等。

● 肝經：循行環唇裡，主要在於唇部內部黏膜。

● 陽經：如胃經、大腸經、膽經、小腸經等，主要分布於淺
層肌肉。其中「陽明主面」與面部肌肉的豐厚特別相關。

　　人體是立體結構，即使淺薄的面部也有深淺層次之別，臨床
上務必四診合參，方能俱全。

✳ 解密：「相由心生」真是如此嗎？

　　俗語說的「相由心生」或「面由心生」，意指人的心念會影響面部的表情，例如有著幸福美滿人生的人，面部總是帶著笑容，五官開朗，表情和善，讓人想要靠近；而長期處於憤怒的人，常咬著牙，怒目而視，面部的表情較為兇惡，讓人避之唯恐不及。由此看來，人們說面部長相四十歲以前由父母決定，四十歲之後就要自己負責，頗有道理。

　　從本經別心與面部的關係來看，人的心念確實會改變面容。例如常常生氣的人，五官糾結在一起，嘴唇緊抿，嘴角下垂，眼露凶光或不屑一顧的憤世，讓人畏懼；心情愉悅的人，面部肌肉比較鬆緩，嘴角上揚，目光溫柔，令人喜愛；至於思慮過多的人，總是皺著眉頭，嘆氣多了，嘴角也下垂。所以面容也是心念的鏡子，一旦心思改變，面相也會跟著變化，雖說「人不可貌相」，但是相貌確實會透露出心裡的想法，心經經別就是「相由心生」的經絡基礎。

　　許多人都說在社會上行走，通常要靠臉吃飯，這種看法讓化妝品和流行時尚產業大發利市，連帶產生了語帶酸味的「外貌協會」一詞。其實從心經經別連結心、面、目的特色，加上心主喜

與愛笑的特質，人類的眼睛與情緒的確容易被可愛、令人歡喜的事物所吸引。曾有廣告心理學家做過實驗，證實最能吸引目光的廣告主角，不是俊男美女，而是小孩和小動物們。從中醫的角度來看，正因為他們都具有天真無邪的表情，才能觸動人類內心深處的共鳴。

既然相由心生，生活中為何常常「知人知面不知心」？

總論介紹過，京劇臉譜是心主管面與色的最佳闡釋者，每種臉譜代表每個人物的個性，讓人一看即知，這也是經別中「心—面」的用法。既然相由心生，人們心裡所想與面部表現應該是一致的吧！可惜在現實生活裡，人類在社會化的過程中變得複雜，面部表情不一定跟真實的想法一致，這就難免讓人喟嘆「知人知面不知心」！

很多人都說比較不怕真小人，因為「心—面」一致，心裡想的跟表現出來的一樣，可以提早防備，但大家都怕偽君子，因為「心—面」不一，就像金庸小說裡的偽君子岳不群，道貌岸然，滿嘴江湖道義，大家卻被他害得慘兮兮的。

中醫有沒有識人心的方法呢？當然有啊！別忘了心經經脈「小心眼連線」的「眼睛為靈魂之窗」，只要認真的好好看進對方眼

晴裡面，真實的心念就會慢慢洩漏出來了。還有，面部的顏色也是很難偽裝的特徵，說謊的人臉容易變得脹紅，表情僵硬，眼神閃爍，若仔細觀察就會慢慢懂得識人之道了。

　　走筆至此，腦中想起席慕容女士的詩〈戲子〉：
　　請不要相信我的美麗
　　也不要相信我的愛情
　　在塗滿了油彩的面容之下
　　我有的是顆戲子的心
　　所以　請千萬不要
　　不要把我的悲哀當真
　　也別隨著我的表演心碎
　　親愛的朋友　今生今世
　　我只是個戲子
　　永遠在別人的故事裡
　　流著自己的淚

　　面對錯綜複雜的社會和人際關係，其實在某些生命時刻，我們也許都曾刻意或不自覺的在扮演「戲子」，好提供自己一個安全的防護罩吧！

整合五官官竅訊息的就是心！

　　若看過頭顱骨就會發現人臉很有趣，它不是一個平面，反而像一個碟子，上面裝置有眼睛、鼻子、耳朵等官竅。這些官竅對於生命的存亡至關重要，所以指定每一個臟器來管理它們的運作，中醫稱為「開竅」，如肝開竅於目，心開竅於舌，脾開竅於口，肺開竅於鼻，腎開竅於耳。如此一來，每個官竅各有所主，各自發揮功能。

　　《內經》說：「十二經脈，三百六十五絡，其血氣皆上于面而走空竅。其精陽氣上走於目而為睛，其別氣走於耳而為聽，其宗氣上出於鼻而為臭，其濁氣出於胃，走脣舌而為味。」

　　意思是說人體所有經脈的氣血養份，都向上輸送到頭面部的五官官竅，讓它們得以發揮功能。這裡有個重點「血氣皆上於面而走空竅」，血氣都輸送到面部，心之華在面，心經經別又到面部，不僅掌理面部的血管、筋膜，還統整面上所有官竅的功能。且心主神志，眼、耳、鼻、舌等官竅的精細感覺與情緒，都需要聚精會神靜下心來才能細辨分析，這就是所謂的「用心欣賞」。

　　五臟與官竅之間存在一對一的關係，而且只要求一般性的工作表現，例如眼睛只要能看得見，鼻子只要能呼吸且聞得到味道，

耳朵只要能聽到聲音就過關了。但在現實生活中，各個官竅卻不能自掃門前雪，需要協調合作，例如接近平交道的鐵軌附近，不僅要看柵欄是否放下來，還要注意聽是否有警示音，兩個訊息合併才能做出是否要停車的決定，以確保安全。

舉例來說，對於鼻子的嗅覺，肺只要求能聞到味道即可，但心則會分析，這味道是什麼？有幾種味道複合在一起？這些味道會牽引出什麼樣的記憶與情緒？如果氣味中隱含有危險性，如聞到瓦斯味，那就要趕緊採取撤離行動了。

面部為五官官竅所在，所有的訊息都會傳送給心，心也會發送指令，例如在緊急時刻，心命令五官專注於當下，採取相應的行動。反過來說，例如在火災現場，當一個人昏睡恍神之際，或是飲酒過度導致心神混亂時，即使眼睛看到火光，鼻子聞到煙味，心卻未能整合分析眼鼻所傳送進來的訊息，致使無法發出警訊離開現場，最後極有可能發生憾事。

統合五官官竅的訊息，是非常重要的君主之官「心」才能掌握，一旦無人管轄或多頭馬車，都會造成國家的混亂和滅亡。就如同長輩們常常耳提面命的說：做事情要多用心，才能做得好！顯然這「多用心」的生存之道，完全符合中醫的概念！

✱ 解密：「心一目連線」成為抒發情緒的管道

當我們遇到很喜歡的音樂曲風或藝術品時，通常會特別細心去聆聽、欣賞，這種細膩的感覺和情緒，我們需要「用心欣賞」，就是由心來品味感受！人是有感受知覺的動物，心臟不僅接受外界各種刺激，還會產生記憶和情緒。例如，眼睛看到過去的事物，觸景生情，很容易感傷流淚。本經別連通心臟與目內眥的「心一目連線」，讓眼淚成為心抒發情緒的管道之一。心經經脈在胸部心肺連線所形成的「悲喜連線」，讓人在悲傷時會流淚，大喜時也會「喜極而泣」，都是透過眼淚表現心情。

眼淚既是抒發心情的方式，也有助於疏解心理壓力。一般總認為哭是女人的權利，可以用來軟化男人的心，但又要求男兒「有淚不輕彈」，難怪男人們得硬撐起「堅強」的面具。為了心臟的健康，建議男性同胞適時的，找個安靜的角落流流淚，情緒應可得到紓解，而無需藉由酒精來澆愁。

以上是情緒的眼淚，還有一種病理性的眼淚，就是流眼油，流個不停，常見於老人家，總看到他們無時無刻拿著手帕一直在擦眼淚，這通常跟鼻淚管阻塞有關。

由於心主神志，心經特別適合文青風格，我們再來欣賞一首淒美的宋詞吧！北宋文學家范仲淹藉景抒情的詞作〈蘇幕遮〉：

　　碧雲天，黃葉地，秋色連波，波上寒煙翠。

　　山映斜陽天接水，芳草無情，更在斜陽外。

　　黯鄉魂，追旅思，夜夜除非，好夢留人睡。

　　明月樓高休獨倚，酒入愁腸，化作相思淚。

聰明的讀者，應該看到我們要討論的句子了吧～「酒入愁腸，化作相思淚」！

我們將心經經脈跟經別合在一起看，就會發現，當人們有著百般的愁緒飲酒時，酒循咽而入，經過心，抵達小腸，再循經向上抵達眼睛，因為傷心而化為相思的眼淚！

難怪有人會說「眼淚往肚子裡面吞」，完全符合經絡走向！

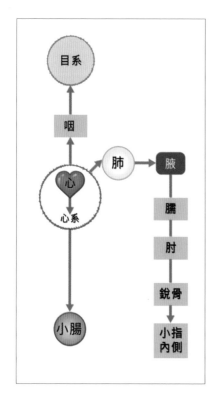

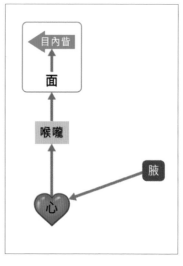

心經經脈捷運圖　　　　　心經經別捷運圖

日劇《一公升的眼淚》以一個正值花樣年華的國三少女罹患罕見的「脊髓小腦變性症」的生命奮鬥故事，賺取了許許多多觀眾的熱淚。而七〇年代西洋老歌 9,999,999 tears（中譯：無盡的淚）則道盡了失戀者的哀傷。日劇及老歌都以眼淚的量來形容心裡極深重的悲傷情緒，但這是誇飾並不是真的會流出這麼多眼淚。

　　心經經別連結到目內眥，目內眥就是靠近鼻側的眼頭部位，這裡有著淚點跟淚小管（如圖）。人體的眼淚由眼窩外上方的淚腺分泌淚液，滋潤眼球表面並提供營養，之後經下眼瞼，流向眼睛內側的淚點。淚

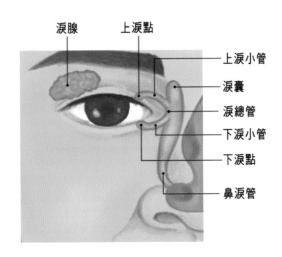

淚腺　　上淚點

上淚小管
淚囊
淚總管
下淚小管
下淚點
鼻淚管

淚點及鼻淚管結構圖

液進入淚點後，經過淚小管、淚總管流入淚囊，而淚囊的淚液再行經鼻淚管而進入鼻腔，最後到喉嚨。這條由「淚點—淚小管—淚總管—淚囊—鼻淚管」的路線，就是心經在面部走向目內眥的路線，巧合的是這個路徑正與心臟機能在面部的反應區重疊，所

以，眼淚與心就此結下了不解之緣！

簡言之，當心思有所動時，都可以透過喉嚨而出的言語，面部呈現的表情和面色，以及目內眥的眼神與淚水，表達於外。心情激動時，這項連動關係尤其明顯，例如在頒獎典禮上，常會看到獲獎者手握獎座，語塞哽咽，面部漲紅，眼睛泛出淚水……，這些都符合心經經別系統的循行特質。

從這角度來看，「心─喉─面─目」就是哭泣時會用的連線，心經經別系統就成為人類特有的情緒反應系統。

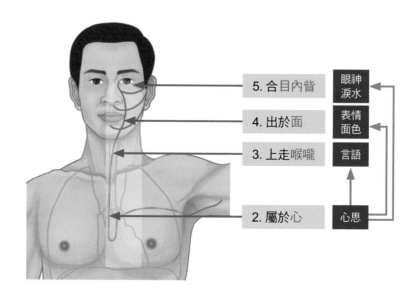

中醫師不傳之祕：
苓桂朮甘湯主治證與心經經別出於面有關

前面介紹過桂枝甘草有溫心陽的功能，若再加上健脾燥濕利水的茯苓與白朮，就成為經方「苓桂朮甘湯」，常用來治療中焦痰飲停蓄疾病和頭面疾患。本方也與心經經別出於面有關。

在《傷寒雜病論》中，苓桂朮甘湯主治條文如下：

● 傷寒若吐若下後，心下逆滿，氣上衝胸，起則頭眩，脈沉緊，發汗則動經，身為振振搖者，苓桂朮甘湯主之。《傷寒論》

● 心下有痰飲，胸脅支滿，目眩，苓桂朮甘湯主之。《金匱要略》

● 夫短氣有微飲，當從小便去之，苓桂朮甘湯主之，腎氣丸亦主之。《金匱要略》

三段條文都有胸脅及頭面症狀，中醫方劑學認為是中陽不足，脾失健運，水濕不化，飲停中焦，而出現胸脅支滿，短氣而咳，目眩心悸等症。

在日本漢方醫書《漢方處方解説》介紹本方用於胃的元氣衰弱，水飲停滯於中焦（胃部），因而發生內氣上逆，及上衝頭眩等，可治療神經性疾病、心臟疾病、眼疾病、運動神經系疾病和腎疾

患等。

依據現代中藥學歸經，白朮歸脾胃經，陽明主面，茯苓歸心脾腎經，茯苓與白朮屬於脾經用藥，茯苓還能平胸脅逆氣，苓朮合用健脾土以除濕，可治水飲上逆。桂枝甘草湯為仲景治療心陽不足的基本方，心經經別上出於面，溫心陽以暖脾土，平衝逆之氣。兩組方劑合在一起成為苓桂朮甘湯，所治臟腑包括脾胃與心，病位包括上焦及中焦。

本方的特色在於：

- 病位上，陽明主面，心經經別出於面，可治面部五官科疾病。
- 病性上，脾陽不足導致水飲停滯，依據「虛則補其母」原則，脾土之母為心火，以桂枝溫心陽而暖脾土，可治水飲向上衝逆之證。
- 經絡上，脾經為心經的上接經，疏通脾經也有助於心經氣血的運行。

因為具有這些特色，苓桂朮甘湯成為歷代治療上焦及中焦的藥方，且能平衝逆，治療頭面五官之疾。

我們還可以將苓桂朮甘湯轉化為經絡穴位，如：

● 茯苓＋白朮 ＝ 脾經太白穴合陰陵泉穴。

● 桂枝＋甘草 ＝ 心經神門穴合小腸經支正穴（心經原絡配穴「心神正」）。

● 苓桂朮甘湯 ＝ 太白穴、陰陵泉穴、神門穴、支正穴。

以下為兩個以心經治療眼病患者的簡單案例：

病例一：視力模糊畏光，面部及腹部肌肉腫如橡皮，取心經腫硬處下針，針後面部及腹部的腫硬立刻改善，畏光也減輕。

病例二：青光眼患者，左下瞼附近緊繃感。檢查發現面部深層肌肉腫。先選針小腸經未改善，加上心經後，面部肌肉腫明顯改善。

三、手少陰之別（絡脈）

　　心經絡脈主要分布在胸部和面部。一如經別，路線不長，但意義非常重大。

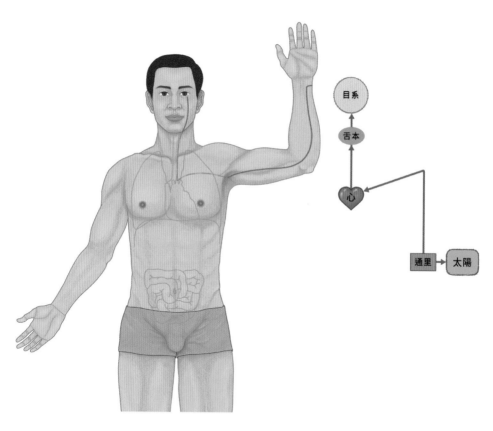

心經絡脈循行圖　　　　　　　　心經絡脈捷運圖

	心經絡脈《內經》原文	說明
循行	4. 屬目系	最後歸屬於眼後聯繫於腦部
	3. 繫舌本	向上聯繫舌根部
	2. 循經，入於心中	循著本經，進入心中
	1. 名曰通里，去腕一寸，別而上行	手少陰心經別出的絡脈，名叫通里，在腕關節後一寸處，分出而向上行
病候	其實則支膈	實證，則胸膈間脹滿、支撐不適
	虛則不能言	虛證，則說話不流利

依據本經絡脈連結「心臟—舌—目系」的特色，「通里」為心經絡穴，簡稱為「通里心舌目連線」。

本絡脈從手臂一路上行，到胸中，深入心中，再向上連結舌本及目系，這條路線比經別較為深層，絡穴「通里穴」穴名即有由表通於裡之意，因此醫家普遍認為本穴能通達虛里，此處的「虛里」乃指心臟之意。

既然通里穴與心臟相通，當可治療心臟所在的胸膈支滿，以及心主舌竅的言語不利等疾病。若從心理層面來看這兩項病證，就是「有苦難言」之感。

心經絡脈與心經經別有異曲同工之妙，能補足經脈的功能。心經絡脈與經別循行路線都連結心臟與眼睛，不同的部分在於：

心經經別出於面，呈現「心之華在面」的經絡基礎；

心經絡脈繫舌本，呈現「心開竅於舌」的經絡基礎，可見本絡脈與語言表達有密切關係。

總論介紹過「心氣通於舌，心和則舌能知五味矣。」舌頭是心的官竅，既能品嚐食物，也可以發聲說話表達想法。心經絡脈除了再度加強心臟與目系的關係，還在心臟與目系既有的連結路線之間，特別加入「繫舌本」，以體現「心開竅於舌」的主權，並鞏固彼此的關係。

因為不僅本絡脈繫舌本，還有脾經經脈連舌本，脾經經別貫舌本、腎經經脈挾舌本、腎經經別繫舌本。脾腎兩經都是很強的對手，脾經與舌本的關係偏重在品嚐飲食方面，腎經與舌本的關係偏重在語言發聲方面，無論是飲食或語言，都與心有關，既然舌為心竅，心臟當然要站出來表態，確保它與舌本的特殊關係。

眼睛與舌頭都是心臟重要的密使，眼睛可以收集外界資訊，向內傳給心臟，經過分析整合之後，透過舌頭以語言向外發表感受。例如眼睛看到某個身影從身旁走過，傳送給心，喚起過去的記憶，原來是多年沒見的好朋友，此時就會張口出聲請對方留步，接著找個地方敘敘舊。這是眼睛與舌頭常見的合作模式。

另一方面，也要提醒，眼神跟言語都能傷人，台灣街頭常見的喋血事件，大都起於一個眼神所挑起的激烈情緒。還有近年來發生的霸凌現象，通常從不屑的眼神與奚落的話語開始，激起彼此的怒氣，再發展成肢體衝突。然而眼神並不是每個人都能覺察到，有可能會被忽略，但是從口中所說出的話語卻字字入耳，且一言既出，駟馬難追，所以俗語才說「禍從口出」，說話前千萬要在心裡頭多轉一下，以免口出傷人。

✸ 解密：舌部可以反映心臟功能及心理狀態

身體層面：反映心臟的功能

首先是舌頭的結構。中醫師診斷時都會看舌頭，若顏色過於紅暗或蒼白，舌頭型態出現偏斜、抖動或難伸，舌面上出現瘀斑、血絡，舌下絡脈怒張等，都能作為心臟疾病的診斷。由於心的五行屬火，前面說過「諸痛癢瘡皆屬於心」，當舌頭長瘡、口腔潰瘍、眼睛出現血絲、身體皮膚癢等，也都是心臟火氣過旺的表徵。

其次是舌頭的說話功能。臨床上看到一些心臟功能較差的病人，在天氣變化過大或身心俱疲的狀況下，突然喉嚨及舌頭變緊，說話聲音細小，想說而說不出來，聲音斷斷續續，出現氣音（心

經系統連結咽喉，後面會敘述），吞嚥不順等，但並沒有喉嚨痛或任何感冒現象，病情嚴重的話，甚至視力逐漸模糊，這些都是心臟嚴重無力的現象，要趕緊治療。

現代醫學常使用含在舌下的藥物來治療心臟病，例如硝酸甘油（NTG；nitroglycerin 又稱為硝化甘油），含在舌下來改善心絞痛症狀。心絞痛是因為心臟冠狀動脈狹窄導致心肌缺血缺氧，而出現胸悶胸痛，有時還會延及左側頸、肩、背、下巴、咽喉和手臂，甚至於上腹部等，這些部位都是心經系統所過。心絞痛除了胸痛如絞之外，還有呼吸需用力、心跳急促欲窒息感、身體出冷汗、頭暈噁心等，這些也都是心經系統的症狀。硝酸甘油可以擴張血管，暫時緩解冠狀動脈狹窄，舌下錠的劑型作用比較快，讓心肌得以快速獲得適當血流與氧氣來改善心絞痛的急性症狀。本絡脈連結心臟與舌本，為舌下含藥法建立一條治療心臟的快速通道。

有位病友提供其心臟科醫師的變通妙法：在舌下倒入少量 XO 酒，含 2 ～ 3 分鐘後再吐出，也可以緩解一般性的胸悶胸痛症狀。但如果已經出現心絞痛，就不適用此法，要趕緊就醫。

心理層面：反映內心的想法

心主情志，與腦部活動也有關，每個人的心裡都有許多的想

法願意跟他人分享，但心臟本身不會說話，心開竅於舌，所以由舌代心發聲，這就是「心聲」、「心裡話」，表達方式跟個性有關。例如個性謹慎或心思縝密的人，說話速度較慢，字斟句酌；個性熱情或才思敏捷的人，說話速度較快，常會迫不及待衝口而出。

「真心話」是指說出來的話語與心裡頭真正的想法相同，心與舌合一，好朋友之間的「體己話」也是真心話的一種。反過來，如果心與舌不合一，心裡想的跟說出來的不一樣，稱之為「口是心非」。口是心非的人有點像說謊的人，眼神常飄移閃爍，說話方式會改變，多數聲音偏高，說話速度變快，以掩飾內心的感受，有時還會偷偷握拳，這些表現完全符合本絡別的循行路線。

台灣的民意代表候選人常說自己願意「為民喉舌」，選民致贈民意代表的題辭也常用此四字，來譬喻站在選民的立場，為其發聲說話，表達意見，爭取並維護民眾的權益。

在十九世紀時，一位義大利心理學家發現當人害怕或恐懼時，脈搏會變化，所以就用儀器來偵訊犯人，此為「測謊」機制的開端。這個方法主要是驗證心口是否合一，完全應用到心的相關特質，如主血脈、主面、開竅於舌等。加上汗為心之液，因此有些人說謊時不僅舌頭打結，說話結巴，手心還會大量出汗。

有一種變形的「口是心非」叫做「刀子嘴豆腐心」，最傷腦筋。此人明明心地善良，並無惡意，本來可以好好說的話，經由嘴裡說出來就很刺耳，就像媽媽在天氣寒冷時，想提醒外出的孩子多穿衣服，衝口說了一句：「你如果穿這麼少就出門！病死活該！」明明是關心孩子，說的話卻令人傷心！我曾問過這類人士：「說出那些傷人的話會不會後悔？」回答說：「會！」再問：「想不想改？能不能改？」答案是：「想改，但改不了！」唉！積習難改！常會導致親子關係或人際關係的緊張破裂。

　　還有一種特殊狀況就是心情激動的時刻，就像歷經激烈比賽，好不容易才奪得冠軍；或意外的極度驚喜，像期盼多年終於聽到老婆懷孕的好消息，一般的反應都會有個共同點，如流淚滿面，哽咽，喉嚨緊而說不出話，呼吸困難，或者失去理智，大聲呼喊，手握拳或手拍胸等，這些動作都跟心經有關，也是心臟透過經絡系統而出現的正常反應。

　　若由於心臟機能或是心經經絡阻滯，導致說話不流利或是說不出來，例如中風的病人「言蹇」或前面的心臟無力病人「言虛」，都可以選絡穴通里穴來治療。如果是因害羞而「愛你在心口難開」，也可以按壓通里穴加強說出真心話的勇氣喔！

中醫屬於道醫，有著深厚的道家哲學，因此在學習中醫的過程中，所學習到的不僅是醫術，更是做人的道理。學中醫的人通常謹言慎行，待人也較為親切溫和，就是因為知道所說出來的話，所表現出來的行為舉止，都代表了內心的修為，豈能不慎？！

小 結

綜合前面三篇所述，從經脈、經別到絡脈都一直強調心臟跟眼睛的關係，經別還加入「面」，絡脈再加入「舌」，讓心臟與面一舌一目連成一體。

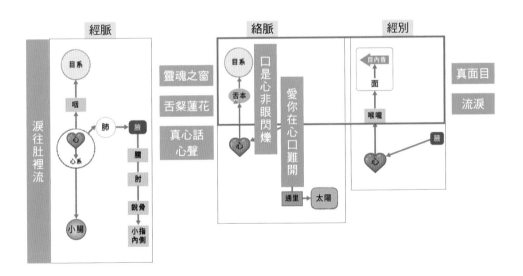

面舌目不僅是觀察心臟功能的部位，面部的表情變化、舌頭的言語傳達、眼神的瞬息流轉，也都是透露心情的門戶。有默契的人，只要眼神交會，一切盡在不言中。我們也可以觀察人性，如前所述，小眼睛的人較為冷靜，說話謹慎，面部表情少，不動聲色；大眼睛的人較為熱情，藏不住話，面部表情多變化。

　　心經經脈夾「咽」，心經經別上走「喉嚨」，心經系統通過咽喉部位。咽是食道，為食物進出的通道，喉是氣道，為呼吸氣體的通道。當情緒激動時，咽喉阻滯而食不下嚥，說不出話；當心情愉悅時，咽喉特別通暢，不僅胃口奇佳，還會不自主的哼歌呢！心與咽喉相連，咽喉功能受心的影響，反之，咽喉也可以幫助心臟紓壓，例如心情低落時，約幾位好友去唱唱歌，喝下午茶談心，或到空曠處大聲喊叫等，疏通咽喉之後，心氣也會跟著通暢。

四、手少陰之筋（經筋）

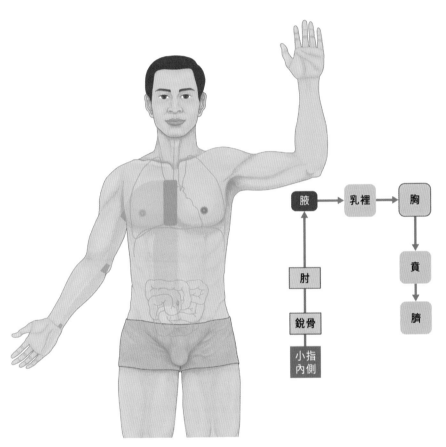

心經經筋循行圖

心經經筋捷運圖

捷運圖說明：
部位邊緣加上黑色框者，
表示是經筋所結之處。

	心經經筋 《內經》原文	說明
循行	5. 循賁，下繫於臍	沿著橫膈，向下聯繫於臍部
	4. 伏乳裡，結於胸中	伏行在乳房裡，結聚在胸口正中處
	3. 上入腋，交太陰	再向上進入腋窩，與手太陰經筋相交
	2. 上結肘內廉	向上結聚在肘關節內側
	1. 起於小指之內側，結於銳骨	起於手小指內側，結聚在腕後突起的小骨
病候	內急	胸內拘急
	心承伏梁	腹部有一積塊，從臍部向上至心下，非常堅伏
	下為肘網	下方的肘部宛被網子牽制而拘急屈伸不利
	其病當所過者，支轉筋，筋痛	發病則經筋循行部位支撐不適，掣引轉筋和疼痛

表格說明：

1. 循行編號代表經筋循行的方向和順序。

2. 循行淡藍色區塊代表循行在胸腹部，白色區塊代表循行在四肢。

心經經筋——循行特色

　　心經經脈、經別及絡脈都特別循行至面部，唯獨心經經筋只到上肢部及胸腹部。為何如此？這是因為心經系統有兩個重點部位，一個是面部，一個是心臟所在處。

　　對於面部管理，心這位聰明的君主深知分層管理原則，派遣經脈及絡脈連結目系，滲透在面部深處；經別以「出於面」方式遍佈於面部較淺層的各個官竅，並加以「全面」掌控。至於面部表層肌肉的保護，除了交給表裡經的小腸經筋之外，還有強大無比的「陽明主面」團隊大腸經與胃經早已挺身而出來護主了。所以，心經經筋只要專責去保護心臟所在部位。

　　本經筋上肢部的循行與經脈完全相同，胸腹部是本經筋的特色，循行「乳—胸—賁—臍」，以加強保護內部重要的臟腑為主。

上肢部

　　心經經筋循行與心經經脈相同，經筋主要分布在手臂陰面的後線，起於小指內側，向上通過掌面的第4、5掌骨之間，結在腕關節的豌豆骨。手臂尺側腕屈肌正是位於手臂陰面後側，所以本經筋就循著尺側腕屈肌橈側上行，結於肘關節內側，再上行到腋

窩，與肺經經筋相交會，這與經脈「卻上肺，下出腋下」路線剛好相反。本經筋全然包覆經脈的上肢循行部位。

俗語常說「擔心」，在身體上真的有「擔心」這種現象嗎？

依據臨床觀察，許多長期緊張的人，左肩都會向內縮，向上高聳，時間久了就會定型。只要仔細看，就會發現左邊肩膀比右邊高，連左胸脅也被向上牽引比右側高。由於心臟位於左胸內，也被連帶向上擔起來了。我們常會跟這類病症的病

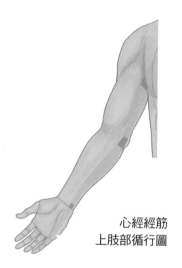

心經經筋
上肢部循行圖

人說：「你看！左邊肩膀這麼高，心臟也被肩膀挑高起來，果然很『擔心』！」幸好這種「擔心」狀況只要從心經治療就能改善。

胸腹部的「心腹專線」

胸腹部的循行從腋窩到胸部，先橫向走在乳房裡層，結於胸口，再轉彎向下循橫膈，連繫到肚臍。

經筋包覆部位通常代表本條經絡系統最重要的部位，對於心

經系統來說，最重要的部位就是胸腹部的肺—心—小腸，因此我稱心經經筋為「心腹專線」，一方面因為循行部位所經的心仍是心，而小腸位於腹部；也因此點出心與小腸之間特殊的貼近關係——小腸是心臟的心腹。

　　胸部為心肺之宮城，心肺功能又攸關生命存亡，所以心肺兩臟對於胸部的保護不餘遺力且親力親為，肺經、心包經及心經這三條經筋都直接包覆胸部，由於職務不同，包覆範圍也不同，三者的差異處請參閱心包經。

　　此外，強大的胃經及膽經經筋也都協助包覆胸部，可見身體對於胸部維安工作的重視。

伏乳裡，結於胸中

　　心腹專線首先要認識「伏乳裡」，這條經筋直接包覆在心臟外圍，是「護心」的第一線。為了配合心臟的位置，也呈現橫向分布。可參閱下圖，對照經筋與解剖的位置。

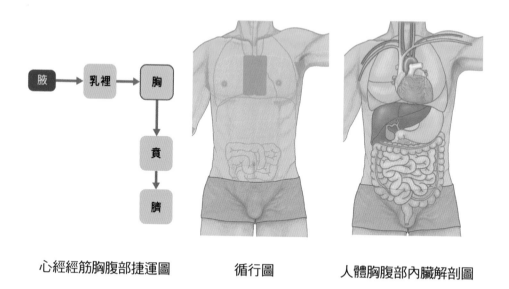

心經經筋胸腹部捷運圖　　　　循行圖　　　　人體胸腹部內臟解剖圖

心經經筋如何伏乳裡？

我們先介紹心臟位置。心臟位於胸腔內，大約在第二肋間至第五肋間，外面裏以心包，兩側與肺相

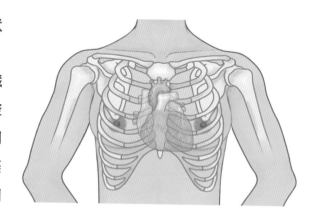

鄰，前面是胸骨，後面是脊椎。因為心尖偏向左側，所以心臟是中間偏左側斜向的位置。

其次，胸部的肌肉主要是胸肌或稱為胸大肌，俗稱胸脯，呈扇型分布在胸廓前上部淺層，起於鎖骨內側半，胸骨和上位六根軟肋骨，以及腹直肌鞘的前壁，止於肱骨大結節嵴。胸肌上方有乳房，從第二肋骨至第六肋骨之間，內側到胸骨旁線，外側到腋中線。請參閱下圖。

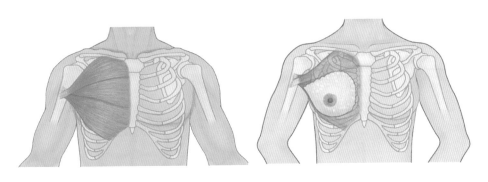

胸大肌位置圖　　　　　　　　胸大肌與乳房位置圖

從心臟、胸大肌及乳房解剖來看，它們的位置在第二肋到第五肋之間是重疊的，胸大肌也與本經筋形狀類似，因此若將「心臟—胸大肌—乳房」結合成一個區塊，就是與心經經絡系統有關

的胸腔結構。心經經脈循行在最深層，連結心臟與心系；心經經筋循行在最淺層，位於胸肌與乳房之間，因為走在乳房的裡面，所以稱為「伏乳裡」。

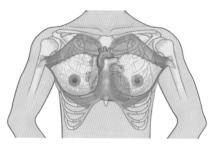
心臟、胸大肌、乳房位置圖

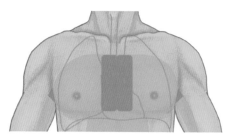
心經經筋兩側胸部循行圖

由於心臟位於胸骨之後，中間偏左的位置，經筋為了完全保護心臟，就必須「結於胸中」即胸口的胸骨處。這個情況尤其在將兩側經筋合在一起時更明顯。

當心臟機能開始出現問題時，「**腋—乳裡—胸**」這段經筋最**容易出現悶腫、刺痛感**，讓我們可以循跡提早發現心臟病。病程越長，程度越嚴重的心臟疾病，在這條路線會出現越多硬結，甚至還會牽連到上臂及腋窩周圍組織等，大都很頑固，很難處理，

幸好透過針刺可以解開。

循賁，下繫於臍

心經經筋在完成橫向包覆胸部使命之後，改變方向，採縱向方式，沿著橫膈下行到腹部，最後繫在肚臍。這條路線主要包覆心經經脈「小心腸」的部位。我們將兩側經筋合併，則會看到它的型態類似腹直肌。

腹直肌就是許多人努力夢想要練出八塊肌的位置。腹直肌顧名思義就是前腹壁中線兩側的肌肉帶，連接骨盆和胸廓。它起於骨盆腔的恥骨周邊組織，止於第五、第六和第七肋骨周邊組織及胸骨下方的劍突處。

心經經筋在腹部的循行與腹直肌幾乎相合。腹直肌是大片的肌肉，在胸廓與第五、六、七肋及胸骨的劍突連結，它正好銜接胸部伏乳裡路線中第二肋到第五肋。也就是說本經筋循著胸大肌包覆胸部，之後轉而向下，循著腹直肌包覆腹部至肚臍。這也說明了本經筋「循賁」沿著橫膈下腹，而非直接貫穿橫膈下腹的道理。

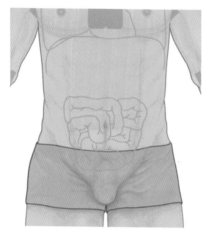

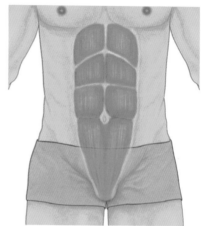

心經經筋兩側腹部循行圖　　　　　　腹直肌圖

　　但心經經筋只到肚臍,那麼肚臍以下的腹直肌歸誰管呢?答案是脾經經筋:「聚於陰器,上腹,結於臍」。

　　臨床上遇到許多肚子很腫,尤其是腹部中間兩條肌肉緊硬的病人,我都會配合使用心經治療,效果不錯。

「乳胸—賁臍」這段經筋具有三個特殊意義

1. 保護經脈系統的「好心腸連線」，讓心臟可以直取小腸所吸收的營養，也確保小腸輸送精微物質到心臟一路平安，半路不會被攔截。

2. 這段經筋與胃經經筋重疊，本經筋貼身保護心臟，胃經經筋走在它的外層，可以視為心臟的另一個保護層。

3. 心經經筋與脾經經筋都有到肚臍，脾經經筋從肚臍穿入體腔向上到胸腹腔，心經經筋則分布在體表。亦即脾經經筋分布在內層，由下而上；心經經筋分布在表層，由上而下。兩條經筋內外位置相呼應，更強化對於心腹部這段路線的保護。

但是這裡到底有什麼重要的東西，需要如此慎重其事的防護？

在經脈篇中介紹過「胞脈」屬心而絡於胞中，「好心腸連線」還隱含一條「胞脈之路」，讓心經與小腸經的經血上為乳汁，下為月水（月經）。本經筋的「乳—胸」與乳汁分泌有關，「賁—臍」與月水有關，如此重要的部位，心脾兩經經筋當然要加強保護。

✡ 解密：心經經筋忠實呈現心臟的狀況

由於心經經筋以保護心臟為主，當心臟開始出現問題時，就會反應在整條經筋上，隨之出現質地、色澤等變化。

例如心臟氣血淤滯，心經經筋經過的手小指會先發難，出現麻木刺痛，然後手臂內側面、腋窩區以及胸腹區也會腫起、緊硬，或出現筋結、血絡等，而且心臟的病情越重，出現腫塊筋結的部位也越多越明顯。

在心臟病變反應區中，特別以**「肘關節內側─腋下」這條縱行線，和「腋─乳裡─胸中」這條橫行線**最容易出現腫脹悶痛感，所以可以循跡提早發現心臟的變化，平常可多按摩、敲打以及拉筋來保健。胸骨上的「膻中穴」是心包反應在體表的穴位，心包專責保護心臟，所以膻中穴也是很好的護心穴，日常可按摩保健。

「腋」是心經經絡系統必經部位，與心臟關係也很密切。

腋可以分為三區：腋窩屬於心經，腋窩前面的大筋屬於心包經，腋窩後面的大筋屬於小腸經。腋前及腋後這兩條經筋最貼近心臟，分別從前胸後背保護心臟，也是透露心臟狀況的部位。平日可以按揉這三區保健心臟，促進血液循環，改善胸悶氣短之症。

若是病程長且嚴重的心臟疾病，手臂的上臂、腋窩及腋前／後筋、胸部和胸骨部位都會出現頑固深層的硬結，甚至宛如緊黏在骨頭上，出現鑽骨般的痠痛感，非常難受，建議趕緊請中醫師針灸治療。

　　心肌梗塞先兆部位與心經經絡系統部位在手臂、胸腹部和面部都是重疊的，心經經脈系統內連心臟，心肌梗塞先兆的疼痛部位也與心經循行部位相合。只要平日多自我檢測及保健，其實心臟疾病並沒有那麼高段，來去無蹤，這取人命於瞬息之間的無形殺手，中醫卻可窺破它的行跡，提早預防。詳情參閱《中醫護好心》。

　　另外心經經筋「伏乳裡」正在乳房下方，因此心臟、腋窩與乳房也有關聯，尤其女性，情緒的波動很容易影響乳房氣血循環而有脹痛壓痛感。現在乳癌治療法有時會切除腋窩淋巴結，在此先按下腋窩淋巴結不論，光以心經經筋連結腋窩與乳房這項關係而言，一旦乳房發生重大病變時，腋窩當然也會隨之變化。所以提醒女性平時多向上抬舉雙手，拉開腋窩，並按摩局部，不僅可以護心，更可以護乳房！

心經經筋──病候

心經經筋病候都與它循行的部位有關：

● 上肢部：肘網，所過者支轉筋、筋痛。
● 胸腹部：胸部為內急，腹部為心承伏梁。

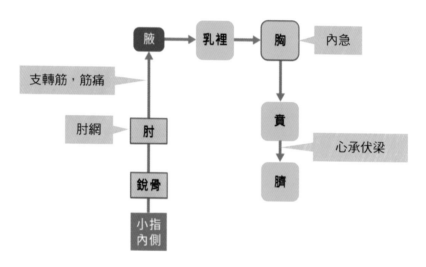

心經經筋循行與病候對照圖

內急：胸部經筋伏乳裡及結於胸中，因此「內急」就包括乳房疾病如纖維囊腫等，以及胸口緊繃脹痛等。

心承伏梁：腹部經筋循賁下繫於肚臍，與腹直肌相合，所以

當腹部出現一大片腫硬的積塊，從肚臍向上至心下的劍突，且深伏而不動，好像屋子的樑柱，就被稱為「伏梁」。

上肢部的肘網與胸腹的內急及伏梁都是經筋病候，肘網就成為內急與伏梁的反應區及治療區。因此當出現肘網，表示也有內急及伏梁之證，就可以從肘關節著手治療。

有趣的是，本經筋出現兩個伏字：伏乳裡及伏梁，表示病位較為深層，病性比較堅硬，需要努力治療，也藉此彰顯短短的心經，其實是深藏不露的治病高手。平日只要多揉按心經，就能達到良好的保健效果。

總論最後提到心臟風光之下的辛苦，看到這裡，大家應該都有同感吧！幸好其他經筋系統也很疼惜心臟，紛紛提供周全的保護，如：

- 正面：肺經（胸部），胃經（由腹上至缺盆），脾經（胸脅），心包經（前後夾脅）
- 側面：膽經（循膺乳），心包經（前後夾脅）
- 後面：大腸經（膏肓），小腸經（肩胛骨），膀胱經（背部）。

看到人體對於心臟如此嚴密的保護，實在令人讚嘆和欣慰！

中醫師不傳之祕：
五臟皆有心痛，胃心痛與真心痛最難分

心經經脈病候有心痛，本經筋病候有內急，都指出心經經絡系統有心痛及胸悶等症狀。總論的朝貢圖指出每個臟腑都與心臟有關，其餘四臟也會影響心臟機能而出現各類心痛之證。《內經》提出五種心痛：

- 厥心痛，與背相控，善瘛，如從後觸其心，傴僂者，腎心痛也。
- 厥心痛，腹脹胸滿，心尤痛甚，胃心痛也。
- 厥心痛，痛如以錐鍼刺其心，心痛甚者，脾心痛也。
- 厥心痛，色蒼蒼如死狀，終日不得太息，肝心痛也。
- 厥心痛，臥若徒居，心痛間，動作痛益甚，色不變，肺心痛也。

《難經》解釋「五臟相干，名厥心痛。」厥心痛是其他臟腑影響心臟所致的心痛之證，多數都可取其本身的穴位來治療。

其中胃心痛「腹脹胸滿，心尤痛甚」與單純的心痛最難分，除了心胃之間的「御膳房之路」外，兩條經筋都經過對方實質所

在部位——心經經筋覆蓋胃部，胃經經筋覆蓋心臟，當這些重疊區域發生疼痛時，很難分辨，唯有透過症狀分析才能確診。

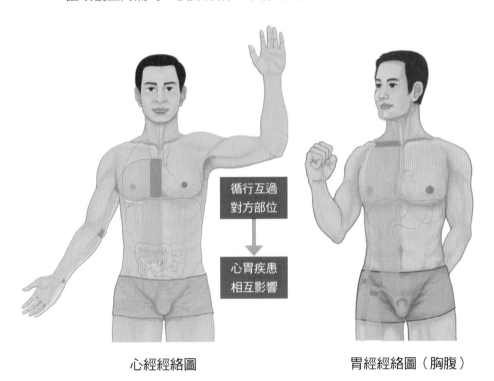

循行互過
對方部位

↓

心胃疾患
相互影響

心經經絡圖　　　　　　　　　　胃經經絡圖（胸腹）

　　另一種心痛「真心痛」就非常嚴重，「手足清至節，心痛甚，旦發夕死，夕發旦死。」《難經》說「其痛甚，但在心，手足清者，即名真心痛。其真心痛者，旦發夕死，夕發旦死。」類似心絞痛、心肌梗塞發作的症狀，病況危急，必須趕緊搶救。

中醫師不傳之祕：
歷代有關「伏梁」之證的說法

有關「伏梁」在《內經》及《難經》中主要論及三種病證：

病證	原文
心之積 臍上至心	心脈…微緩為伏梁，在心下上下行，時唾血。《靈樞》 心之積名曰伏梁，起臍上，大如臂，上至心下。久不癒，令人病煩心。《難經》
少腹癥腫	病有少腹盛，上下左右皆有根…病名伏梁。…裹大膿血，居腸胃之外。《素問》
髀股䯒腫 環臍而痛	人有身體髀股䯒皆腫，環臍而痛，是為何病？……病曰伏梁。此風根也，其氣溢於大腸，而著於肓，肓之原在臍下，故環臍而痛也。《素問》

　　跟本經筋最相關的應該是「心之積」，不僅它的部位「起臍上，大如臂，上至心下」，以及病候「久不癒，令人病煩心」都與本經筋相合。

　　但若再參酌其他兩種病證的論述，可以總結出「伏梁」證主要在肚臍至心下之間的腹部出現腫塊，病因病機與氣血鬱滯，甚或少腹膿血有關。這個腫塊非常深伏堅硬，直挺挺的向上頂住，宛如樑柱，因此稱為「伏梁」。

心臟為了向小腸直接汲取營養所建立的連線，彼此之間親密的關係，沒想到當出現病變時，竟然也成為彼此的負擔。幸好，《難經》有關「心積伏梁」的症狀印證心經經筋的病候，也提供治療的切入點——心經系統。

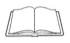 **中醫師不傳之祕：心經可以治療遠端對應部位的疼痛並調整身體結構**

心經經絡系統循行路線不長，循行部位也很簡單，但是透過經絡關係，可以用來治療遠端特定部位的疼痛及調解身體結構。

1. 治療足跟痛

一般常用的「足跟點」是治療足跟痛的特效穴，其原理在於足掌與手掌是相對位置，因此足跟點就位於手掌心包經路線上，符合中醫「下病上治」原則。但若從經絡的角度來看，足跟與手掌的對應點應該在豌豆骨（豆狀骨）。

首先，依據足部跟骨的經絡分布，內側為足少陰腎經所經，外側為足太陽膀胱經所經。綜合而論，循行於跟骨內外側的經絡是少陰經與太陽經。依據中醫理論，手足同名經有相對應關係，因此手掌部位與足跟對應的經絡為手少陰心經與手太陽小腸經。

其次，跟骨屬於骨性結構，依據「骨對骨」概念，手掌與足跟相對應的結構應該是骨骼。

綜合經絡分布及骨性結構特色，手掌與足跟相對應部位，應是介於手少陰心經與手太陽小腸經之間的骨性結構，那就非豌豆骨莫屬了。

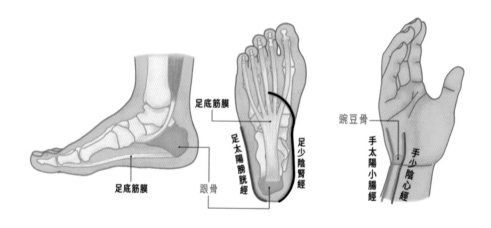

由於足跟痛多數發生在足跟內側，若要治療跟骨內側的筋膜疼痛，首選位於內側的手少陰心經，因此臨床上我們常用「神門穴」治療，針刺方向建議沿著心經路線透向手掌，以對應到足底筋膜的位置。

以上只是心經治療遠端對應部位疼痛的一例，臨床還會應用心經與其他部位的對位療法。在此也提醒大家要謹慎思考流傳的

特效穴／特效方藥的原理，以取得最佳適用範圍和療效。

2. 調整華佗夾脊的結構

依據人體的全息理論，手臂尺側位於腕關節到肘關節之間部位對應脊柱，脊柱在前臂的對應方向是腕部為頸椎，肘部為腰薦椎，呈現出「腕頸─肘腰」的順序。循行於手臂尺側者為小腸經，理論上可用小腸經來治療與脊柱相關的疾病。但要調整脊柱並不是件容易的事情，因此我們找到一個較為容易的切入點，即透過人體背腰部的「華佗夾脊穴」或稱「夾脊穴」。

華佗夾脊穴因為不屬於十二經脈的穴位，所以稱為「經外奇穴」。華佗夾脊穴位於脊柱兩側，宛如從兩旁將脊柱夾在其中，故名「夾脊」，加上「華佗」顯示它有來自華佗祖師秘傳或如華佗般神效的特性。華佗夾脊穴從第 1 胸椎至第 5 腰椎棘突下兩側，後正中線旁開 0.5 寸。

華佗夾脊穴常用來治療內在臟腑組織器官疾病。我們將這條由夾脊穴所串聯的肌群簡稱為「華佗夾脊」，望診及切診時常會發現異常的結構變化，例如高腫、凹陷、偏斜、色暗、溫度改變等。這些異常現象與所屬脊柱及內在臟腑疾病之間都有關聯，透過詳

細的中醫四診，可以追查出華佗夾脊結構異常與內在疾病之間的因果關係，有時因為時間久遠，兩者互為因果，彼此之間還形成惡性循環：如華佗夾脊結構持續異常會導致內在疾病加重，反之亦然。

華佗夾脊還與脊柱結構有關。由於骨骼位置常會受到肌肉張力的影響，華佗夾脊位於脊柱兩側，肌肉牽拉也會影響脊柱的型態，例如側向牽拉過度就會導致脊柱側彎，縱向擠壓過度就會導致脊柱椎體之間也跟著隆起。而當脊柱受到外力撞擊導致結構變形時，會牽動華佗夾脊張力隨著改變。總之，華佗夾脊與脊柱之間存在共生共榮、互相影響的密切關係。

華佗夾脊與身體狀況及脊柱結構有關，只要能調節華佗夾脊張力就能調整脊柱結構，同時調治身體疾病。

依據前述全息理論，當掌心朝上，兩側前臂尺側合併時，兩臂的接縫處是脊柱。加上「骨對骨，肉對肉」對應概念，前臂尺側對應脊椎的部位應該是尺骨，尺骨旁邊的尺側腕屈肌對應脊椎旁邊的肌肉，心經正位於尺側腕屈肌的橈側，對應頸椎旁的肌肉及胸腰部的華佗夾脊。

華佗夾脊的變化也會同步反應在心經經筋上，只要掌握「腕頸─肘腰」部位對應關係，如緊硬部位在胸椎的華佗夾脊，透過望聞問切四診找到在心經經筋上同樣緊硬的部位，然後直接在此反應區施治，就能發揮類似中醫傷科鬆筋和調整脊柱的功效。

　　臨床上，多數病人都是手掌對應頭部，腕關節對應頸部，肘關節對應腰部的「順向對位法」，但仍有少數病人的對應方向是逆向對位，如腕對腰，肘對頸等，所以必須小心檢查。

　　另外，當脊柱結構嚴重擠壓或偏斜時，想要直接調開結構並不容易，建議先在腕部及肘部下針，類似拉開脊柱上方頸椎和下部腰薦椎的做法，提供調整異常結構所需的彈性空間，然後再在對應的異常部位下針。

　　與心經同名的足少陰腎經本身就貫穿脊柱，可以直接調節脊柱結構，所以當遇到難分難解的脊柱結構問題時，可以配合腎經使用。

心經四大系統總複習

　　心經循行單純，主要路線包括手臂、胸腹及面部三區，形成「小心眼連線」：

　　「小」：手臂的小指及腹部的小腸。

　　「心」：胸部的心及心系，包括肺。

　　「眼」：面部及目系、目內眥和舌本。

　　以下將心經四大系統合為一圖，更能看出心經的「小心眼」特色。

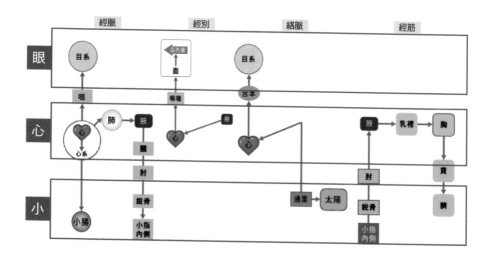

從心經四大系統主要分布區域可以看出心經的重點部位：經脈、經別及絡脈主要連結心臟與面部、目系，經筋只包覆手臂、腋及胸腹部，胸腹部位深層就是心、肺及小腸，重點在於保護胸腹部的內臟，頭面部分則由其他經筋代勞。

「小心眼連線」架構出
專屬於帝王特權的「身心共振」特色

身體部分：諸多的進貢團，提供各類訊息及最堅實的護衛；心主神志，又主血主脈，與小腸之間有著製作血液的關係；心為君主之官，與肺之間有推動血脈的任務，與生命體的存活與健康都有密切關係；心之華在面，負責各種感官的精細感覺與情緒記憶，屬於更高層次的生命體驗，這是心為君主之官的另一種呈現，也是人類與動物不同之處之一。

神志部分：陽光喜笑的特質，讓心可以平衡各種情志與內外環境變化；生命的記憶寶庫，存有對於所有內外在事物的感受；心與眼之間有著雙向關係：心透過眼收集資訊，也將心情透過眼來表達，有助於建立和維持人際關係。

由「小心眼連線」所架構的「身心共振」特色圖

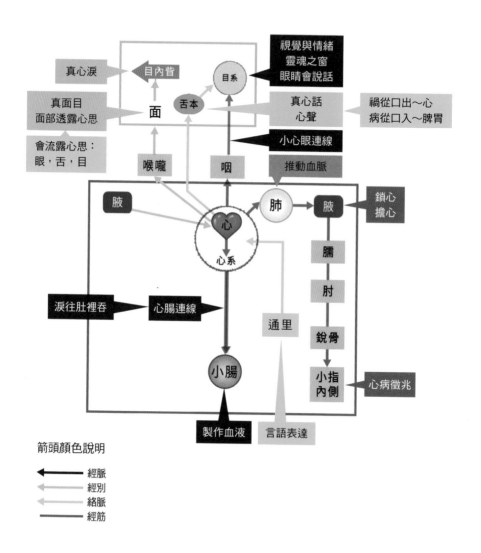

心經的保健

在經筋篇已經介紹一些心經的自我保健活動，其餘內容請參閱《中醫護好心》。以下介紹一些平日護心法與保健穴位。

一、平日護心法

多吃「食物」，少吃「食品」護好心

前面說過，心開竅於舌，舌和則能知五味，許多美食家的舌頭都非常敏感，聽說他們的舌頭上分布有比常人更多的味蕾細胞。從養生的角度來看，建議多吃食物少吃食品，因為越簡單的食物越有助於身體健康，近代也一直提倡吃真實簡單的食物，盡量少吃加工過的食品。記得曾有小學的幼童問我：「為什麼你說的『垃圾食物』都那麼好看好吃？健康的食物卻那麼難看難吃？」這就要怪容易迷航的心，還有容易被欺騙的眼啊！自然界很多毒草顏色絢麗，甚至具有特殊的味道，以吸引獵物親近。由此推想就知道為何垃圾食物總是如此迷人了吧！

《內經》說「心病禁鹹」，因為心主血，「鹹走血，血病無多食鹹」，這個觀念現代人都知道，人體攝入食鹽的鈉離子超過正常值越多，引發高血壓的機率越高，所以在飲食上減少鹽（鈉）的攝取，能明顯降低腦、心血管疾病的危害。這個觀念中醫在幾

千年前就已經知道了。還有心屬火，《內經》說「心畏熱」，也不宜過食辛辣上火的食物。

「冬吃蘿蔔夏吃薑」的真諦

民間有「冬吃蘿蔔夏吃薑」的說法，常被直接解釋為冬天盛產白蘿蔔，夏天盛產薑，多吃當季盛產的食物，常保健康。只是白蘿蔔性偏寒，薑性偏熱，為什麼要強調這兩個寒熱性質迥異的食物做為當季保健食材呢？

其實是大家誤解囉！

「冬吃蘿蔔夏吃薑」是提示飲食均衡概念。早期先民一定發現冬天是進補季節，許多人都會用辛熱的食材，如麻油雞、薑母鴨、羊肉爐，我統稱為「雞鴨羊大補湯」來補身體。熱補過度，很容易出現口乾舌燥、便秘等熱證，所以就提醒子女們，冬天除了進補之外，也要吃些寒性的蘿蔔來清降火氣。

同理，夏天氣候炎熱，各種寒性瓜類蔬果盡出，加上吃冰喝冷飲，很容易出現腹痛腹瀉、手腳冰冷等寒證，所以就提醒要吃一些熱性的薑來驅散寒氣。這才是「冬吃蘿蔔夏吃薑」正確的保健觀念。

中老年人在寒冷季節必須注意蘋果臉

心主面，天氣變冷時要特別小心「蘋果臉」，因為這是心臟病的徵兆之一。

2016 年《中醫護好心》出版後的第一個情人節，天氣頗冷，受邀出席一項聚會，餐後分享書中心臟疾病徵兆內容，特別提醒大家要注意天冷而出現「蘋果臉」的危險性。

什麼是「蘋果臉」？就是面頰兩側，尤其是顴骨的地方，出現兩團紅紅熱熱的色塊，很像紅蘋果，所以稱為蘋果臉。

蘋果臉出現在小朋友臉上，擁有健康的紅潤膚色，超級可愛吸睛！但若出現在中年或老年人臉上，而且天氣越冷，蘋果臉越明顯，顏色越暗沉時，表示心臟機能已經出現問題。因為心臟為了「抗寒」，必須用力搏動以增加輸出血量來保暖。我們在日常生活中，出力工作之後，面部會充血變紅有熱感，心臟亦然。努力的心臟在提升泵血量之餘，心臟所主管的面部也跟著一時性的充血。但若心臟必須努力不懈的工作，無法休息，面部的充血遲遲無法消退，就會瘀阻在面部的經脈，時間越久，顏色越暗。顴骨是小腸經通過的部位，小腸經是心經的表裡經，所以顴骨的紅熱感會特別凸顯。病情嚴重者，在紅色色塊的上方，還會浮現瘀阻的細小血管。

會後一位聽眾走過來跟我說：「沈醫師，我的外號就叫做『小蘋果』！因為我的臉頰長期紅紅熱熱的……」我湊近她的臉一看，果然很紅，用手一摸，熱熱的。她繼續說著：「前陣子身體檢查，發現我的心臟有問題！我一直以為自己的紅臉很健康，今天聽了你的演講，才知道臉紅跟心臟病有關係。」我安慰她以後要多注意臉頰，建議她趕緊就醫。

請為你的心臟穿衣服！

　　門診時也會遇到貼心的病人，為了方便醫師針灸治療，無論外面天氣如何，總是一成不變的穿著短袖短褲前來。有時天氣真的很冷，醫師建議病人換穿長袖長褲時，病人總說身體不覺得冷，沒關係。後來只好跟病人強調「請為你的心臟穿衣服！」因為多穿衣服讓身體暖和，心臟就不必為了增加泵血而多做工。心臟能少做工，就能保存珍貴的氣血來維持身體的平衡與健康。尤其人們對於外在溫度的感受本來就因人而異，已經生病的人對於溫度感受更會變得異常，所以不要太相信自己身體的感受，還是多多體貼辛苦的心臟，天冷時多穿點衣服來減輕心臟的負擔吧！

二、心經常用四大保健穴位

　　心經只有九個穴位，從腋窩到小指末端，穴名都很有深意，與心主神志特質相合，作用也很強。

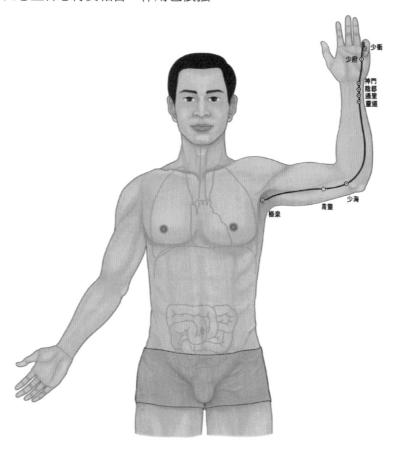

心經經穴圖

心經常用保健穴位，由上而下，分別是「少海穴」、「神門穴」、「少府穴」和「少衝穴」，這四個穴都具有特殊功效。

1. 疏通心經的<u>少海穴</u>（HT3）：位於肘關節內側，屈肘時，在肘橫紋內側端與肱骨內上髁連線的中點處。取穴時可將手肘彎曲成90度，就在肘橫紋內側的盡頭處。

　　少海穴為合穴，五行屬水，本穴正位於心經經脈從胸部轉到手臂，所遇到的第一個也是活動最複雜的關節，所以是心經氣血淤滯、胸口悶痛的重要反應區，穴位周圍的肌肉會明顯腫突，甚至有壓痛或抽痛。所以揉按少海穴有助於疏通心經，行氣活血，改善胸口悶痛。

　　另外，少海穴還可以緩解對側頸部肌肉腫硬以及腰痛。

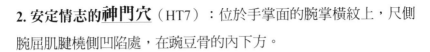

少海穴

2. 安定情志的<u>神門穴</u>（HT7）：位於手掌面的腕掌橫紋上，尺側腕屈肌腱橈側凹陷處，在豌豆骨的內下方。

　　神門穴顧名思義就是能與心神相應，善於安神，是原穴，五行屬土。原穴是最善於治療該臟腑疾病的穴位，因此，本穴稱「神

門」乃實至名歸。

　　本穴的安定神志作用有助
於心臟主神志的功能。在心情
緊張或思緒紊亂時，以拇指揉
按可以穩定情緒。神門穴可以
安神，當然也可以安眠，睡前
宜多加按揉。

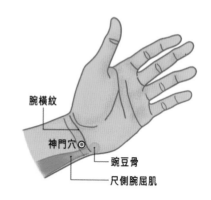

腕橫紋

神門穴

腕豆骨

尺側腕屈肌

　　如果不幸遇到車禍或家人離世等重大創痛驚懼之事，可以配
合揉按額頭的印堂，以及腳部第 1-2 趾隱白合厲兌這個「捕夢網」
組合，加強安神效果。

　　印堂也是重要的安神區，雖然印堂對應肺臟，但心經經脈從
心系連結肺，心肺關係密切，肺經經脈病候也有心煩之症，所以
印堂具有良好的安神效果。

3. 強壯心臟的少府穴（HT8）：
位於手掌面，第 4、5 掌骨之間。
握拳時，當小指尖所指之處。建
議取穴時避開感情線，以免過度
疼痛，可以稍微向著掌根的方向
挪移，更能判斷心臟功能。

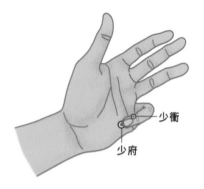

少衝

少府

少府穴為滎穴，五行屬火，與心臟的五行相符，算是心經最火熱的穴位，所以是心臟的強壯穴，平時可以揉按保健，有助於心臟主血主脈的功能。尤其在心臟虛弱，心跳無力，胸悶氣上不來時，可以重掐少府穴來強心，所以它也是心臟急症的搶救穴。

另外少府穴也與董氏奇穴「手解穴」的位置相近，因此臨床上可以用解暈針，強壯心臟功能。總論提到虛弱病人先灸後放血的案例，其中少府穴就是必灸之穴。

4. 開竅醒神的<u>少衝穴</u>（HT9）：位於手小指末節橈側，距指甲角1分處。少衝穴為井穴，五行屬木。手指及腳趾末梢都是非常敏感的部位，俗語說「十指連心」，當遇到神志昏迷的情況，可以開竅醒神，幫助清醒。

如果心臟氣血有淤積，小指末梢也會變腫色暗，稍加擠壓則瘀腫更甚，此時就要非常警覺，要改變生活飲食，並趕緊就醫。本穴可以加灸，也適合放血治療，尤其對於心律不整有明顯改善效果。總論提到的虛弱病人，本穴就是放血穴之一。

以上介紹的四穴各有神通，如少海穴是通心穴，神門穴是安心穴，少府穴是強心穴，少衝穴是開心穴，平日四穴合用，多加揉按，就能照顧好心臟，人人都是好「心」人。

✹ 解密：心經穴位的其他特色

● **腋窩也是民間常用的強心部位**：腋窩是心經極泉穴所在處，離心臟更近，緊急時，掐拿腋窩確實有助於強心活血。

● **手肘以上的穴位多有清熱效果**：肘上穴位如極泉穴、少海穴，都是水部首的穴位，表示都能清熱，可以制約心火，讓水火相濟，心神安定。

● **神秘的「靈通陰神」組合**：在靠近腕關節處，短短的 1.5 寸距離，竟有四個穴位緊密相連，每穴間隔 0.5 寸，穴名很有特色。此四穴由上而下為：靈道穴、通里穴、陰郄穴和神門穴。古代醫家在傳承中醫的時候，為了避免陷入神鬼之論，常常將一些特殊經驗藏在穴名之中，例如胃經的井穴「厲兌穴」善於安神驅惡夢，「厲兌」就可能隱含了「厲鬼」之意。

早期讀中醫的時候，對於這四個穴位為何要擠在一起，深惑不解。某日突發奇想，採取類似藏頭詩的做法，取穴名第一個字連在一起，竟然是「靈通陰神」，有趣的是，將它倒著唸為「神陰通靈」，難怪這四個穴位要擠在一起，原來隱含著要群策群力，解決較為嚴重的神志障礙。

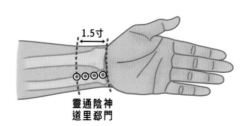

1.5寸

靈通陰神
道里郄門

年輕的吳沐枕醫師前來關山慈院跟診，藉由 2017 年流行的電視劇集《通靈少女》，將當時的跟診經驗整理如下：

「卡到陰」特效穴 ～ 通靈少女解神陰

農曆七月又到了，有過參加喪禮時覺得全身不對勁，濁氣帶回家後睡也睡不好，可是卻說不上哪裡有毛病，又或者接觸到不太好的人事物讓自己渾身不舒服，有種卡到陰的感覺。大家可能會去廟裡找通靈少女（誤）來化解，但有沒有想過中醫也可以幫你化解卡到陰的不舒服症狀。

這裡要介紹一組心經的穴位，「神陰通靈」或倒過來「靈通陰神」，看了這四穴的第一個字就可以知道這對於解決卡到陰的情況有一定的用處。這四穴分別為「神門」、「陰郄」、「通里」、「靈道」，在前臂掌側腕關節處各相隔五分的位置。

心主神明，且心經的是動所生病中有提到「……心中憺憺大動……喜笑不休……」，「……煩心……」，可知道心經可用來安定心神，心經俞穴「神門」就是最常用的穴道。除了針可以解決外，艾灸也是可以安定心神，可在這四個穴位上貼上兩灸來讓症狀緩解。通靈少女看太多了，別忘了卡到陰的問題也可以找中醫來化解化解唷！

從穴位的位置特性來看，心經與小腸經隔著尺側腕屈肌，手腕外側的尺骨莖突屬於小腸經，此莖突上緣與肌腱結合處約在肘關節向上 1.5 寸處，尺側腕屈肌橈側屬於心經。這兩條經脈從腕關節向上 1.5 寸的等高處，也是心臟疾病的反應區，通常會橫跨兩經經筋都出現異常的腫硬或陷下等現象，此處也正是「靈通陰神」的所在處，我稱此四穴為「心情列車」。一般讀者可以按揉來保健心臟及安神，醫師則可以一針透四穴，以達最佳療效。

三、心悸不一定要馬上治心，最好找出病因，從根本治療

門診常遇到心悸的病人，部分病人有自覺，部分病人無感，而是由醫師發現的。自覺心悸的病人會描述自己的心跳加快，有時心跳還會很用力，胸口緊或悶痛，左側躺壓到心臟時會不舒服，嚴重者還有驚慌不安感，甚則還會開始喘促。

心悸是心臟多做工，心跳才會加快。排除嚴重的器質性病變，一般心悸通常有兩類原因：

1. 虛證：常見於營養失調，氣血不足，無法提供身體足夠的

養份，心臟為了救命只好多做工。這就像收入不豐的家庭，父母親為了養家，只好拚命兼差賺錢，工作非常忙碌，心跳快速就類似這種情況。

2. 實證：常見於代謝失調，氣血痰濕阻滯，火氣旺盛，血液輸送不順暢，同樣為了救命，此時心臟只好被迫多做工，努力將血液輸送到全身。這就像在工作職場，遇到蟹老闆督促大家要提升產能，工作堆積如山，或者豬隊友工作凸槌，連累到自己，只好跟著一起善後，拚命加班趕進度，心跳快速就類似這種情況。

上述兩類情況導致的心悸，都是心臟為了救命的舉動，應該要找出原因，從根本治療，才能改善病情。例如前文介紹過的桂枝甘草湯，透過補心陽來治療發汗過多、損傷心陽導致的心悸。千萬不要直接去抑制心跳，這樣反而會傷及心臟和其他組織的功能。切記切記！

中醫師不傳之祕：
二井一宣放血治心律不整經驗

某日一位八十多歲的老病人，坐著輪椅被家人從樓下急診室

推到五樓診間，她面色蒼白、表情恐慌、呼吸淺而促、說話語音低微、斷續。

家人代述：婆婆當日血壓突然飆到 210，頭暈，胸悶，心悸，經緊急送到急診治療後，血壓控制到 160 多，頭暈胸悶減輕，但仍嚴重心悸，所以到中醫科求診。

仔細檢查：婆婆的印堂及兩側眉棱骨上方顏色蒼白、手冷、脈象細而疾，偶有心律不整，左小指末梢色暗瘀腫。

當下決定了治療計畫：先用針調氣，再用灸補氣，最後在左小指末梢的「二井一宣」放血。

二井一宣是指心經、小腸經的井穴，小指末梢的宣穴。

婆婆當時雖然身體衰弱，在二井一宣所放出的血量卻不少。隨著瘀血的排出，印堂的顏色慢慢恢復正常。

婆婆離開診間時，已經沒有喘促的情況，而且還可以語音清晰的跟我們道別。兩週後，婆婆回診，告知從那日治療之後，血壓、心跳、呼吸都維持正常。

接下來的門診，只要病

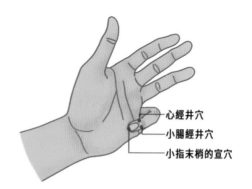

心經井穴
小腸經井穴
小指末梢的宣穴

人有心悸，在身體其他狀況還好的情況下，我們都會在二井一宣放血。放血後，心悸馬上獲得改善。

 ### 中醫師不傳之祕：
中醫特有的「三因制宜」治法

心臟是人體的應變中心，時時刻刻面對身體內部與外部環境的改變，必須快速採取相對措施來因應。在面對身體內部環境時，心為五臟六腑之主，在面對外界環境時，心部於表，隨時隨地跟著變化而調整。

我曾看到網路一篇文章標題是：「中醫可能毀在中藥上」，讓不少中醫相關人士大為恐慌。文中諸多誤解，在此也做些說明：

該篇內文大意為：

為什麼這麼多人不信中醫？專家稱因藥材功效變差！

隨著社會人口急劇增加和生態資源被破壞，自然道地的中草藥資源已經無法滿足市場需要，很多品種只能靠人工種植取代。……傳統中草藥與土質、氣候、環境、採收時機息息相關，這就是中藥材行業十分強調的「道地」性。同樣的藥材品種，生長在不同的地方、不同的氣候，其效果就可能完全不同……。

加上近年來，野生變家種，道地藥材異地無序種植，種植過程中過度使用農藥、化肥，土壤重金屬超標等，都直接影響藥材品質。

看到這篇文章，我完全不被影響。因為運用「中藥」治病只是中醫治病的方法之一而已。

人類因為有著適應力十足的心臟，居住在不同環境及生活條件下，身體也會發展出不同的特色以利於生存。在《黃帝內經》中有一個獨立篇章〈異法方宜論〉，其中記錄了五個方位地區居民的人體特色，並提出治療方案：

黃帝問曰：醫之治病也，一病而治各不同皆癒。何也？

岐伯對曰：地勢使然也。故：

東方之域，天地之所始生也，魚鹽之地，海濱傍水。

其民食魚而嗜鹹，皆安其處，美其食。魚者使人熱中，鹽者勝血，故其民皆黑色疏理，其病皆為癰瘍，其治宜砭石，故砭石者亦從東方來。

西方者，金玉之域，沙石之處，天地之所收引也。

其民陵居而多風，水土剛強，其民不衣而褐薦，其民華食而脂肥，故邪不能傷其形體，其病生於內，其治宜毒藥，故毒藥者亦從西方來。

北方者，天地所閉藏之域也，其地高陵居，風寒冰冽。

其民樂野處而乳食，藏寒生滿病，其治宜灸焫，故灸焫者亦從北方來。

南方者，天地所長養，陽之所盛處也，其地下，水土弱，霧露之所聚也。

其民嗜酸而食胕，故其民皆緻理而赤色，其病攣痹，其治宜微鍼，故九鍼者亦從南方來。

中央者，其地平以濕，天地所以生萬物也眾。

其民食雜而不勞，故其病多痿厥寒熱，其治宜導引按蹻，故導引按蹻者，亦從中央出也。

黃帝問他的老師岐伯說：「醫生在治病時，同一種病卻用不同的治療方法，而且都會好，原理是什麼呢？」

岐伯老師回答說：「這是因為不同的地理環境造成的結果。」

岐伯將中國分為五個地區，不同的區域可以分別採用中醫五大醫法來治療：砭石、針刺、艾灸、藥物、導引及按蹻。例如：

1. 東部靠海，食物偏鹹，容易長瘡，適合用砭石來刺破瘡瘍。
2. 南方偏熱，食物偏酸及醃漬物，容易有肢體痠痛緊繃的情況，適合針刺治療。

3. 西方風沙大，飲食油膩，病從體內而生，適合服用藥物治療。

4. 北方偏寒，人們喜歡在野地活動，加上飲食多乳類，導致內臟偏寒且有腹部脹滿的情況，適合用艾灸治療。

5. 中央地區偏濕，物產豐富，民眾吃得好但動得少，好像現代住在都會區的人，身體的陰陽寒熱及氣血都失調，適合多做運動、伸展及按摩肢體。

　　岐伯向黃帝解釋為什麼同一種疾病，治法不同，卻都能痊癒的道理在於「因地制宜」。住在五個不同地區的人民，地勢不同，氣候及飲食作息有所差異，身體也會隨著環境改變，所生的疾病自有不同。醫者為了治療當地之病，從而發展出五種對應的治法：針刺、艾灸、放血、方藥及按蹻等。

　　中醫師要熟練這五種治療方法，是否很厲害呢？所以，中藥不全然等於中醫！

　　古代中醫師治病時採取的治法步驟是：一針，二灸，三用藥。

　　用藥既不是唯一的方法，更不一定是首要的方法，重要的是要依據病情選擇最適合的治法。

北方～艾灸

天地所閉藏之域～
地高陵居，風寒冰冽
民樂野處而乳食
藏寒生滿病，治宜灸焫

西方～藥物

天地之所收引～
金玉之域，沙石之處
民不衣而褐薦，華食而脂肥
病生於內，治宜毒藥

中央～導引按蹺

天地所以生萬物也眾～
地平以溼
民食雜而不勞
病多痿厥寒熱，治宜導引按蹺

東方～砭石

天地之所始生～
魚鹽之地，海濱傍水
民食魚而嗜鹹，黑色疏理
病為癰瘍，治宜砭石

南方～鍼刺

天地所長養，陽之所盛處～
地下，水土弱，霧露之所聚
民嗜酸而食胕，緻理而赤色
其病攣痺，治宜微鍼

中醫「同病異治」的特色

　　岐伯最後補充說：「故聖人雜合以治，各得其所宜。故治所以異而病皆癒者，得病之情，知治之大體也。」

　　良醫治病的特色在於「得病之情，知治之大體」這九個字，只要能因地制宜，掌握疾病與治法的情況，讓疾病與治法「各得其所宜」就能治癒。這就是中醫「同病異治」的特色：同一病情，因應不同的生活型態採用不同的治法。例如常見的失眠，住在北

方天氣寒冷的人，因為多乳食而藏寒生滿病，適合用灸法；住在南方天氣溫熱的人，因為嗜吃酸和醃漬物，肢體有攣痺之症，適合用針法。「同病異治」的特色不限於地區，還包括季節和個人特色等，例如冬天與夏天的差異，勞力及勞心工作者的差異，年齡、性別等，都是診治疾病時必須納入思考的參數。

　　中醫是與天地相結合的自然醫學，重視因人、因時、因地的三因制宜。現代的中醫師應善用現代資源與知識，活用中醫的傳統理念，中醫就能與時俱進，開創新局。例如台東是台灣的大藥草園，只要多加研究、開發、應用在臨床，台東的特色也可以成為台灣中醫的活路之一。

《黃帝內經》詳載針灸經絡之大用

　　從整部《黃帝內經》內容看來，有關針灸經絡的部分遠遠超乎藥物，藥物治療也只是五法中的一法。現代醫療環境與制度限制下，中醫師常需「削足適履」配合大環境，保留藥物，放棄其他治法，真的很令人心痛，因為針刺、艾灸、放血、方藥及按蹻這五法是源自先賢的智慧，歷經數千年經驗，驗證行之有效的中醫治法結晶，也是中醫治病的法寶，真的不要輕易妥協。因為當我們決定不使用五法中任一方法的同時，我們也在自我放棄中醫

的籌碼，依據「籌碼越少越容易滅絕」的生存法則，將讓中醫逐步走向滅亡之路！中藥材的問題不會讓中醫滅亡，但是當中醫界不再珍惜中醫傳統智慧時，就啟動了中醫走上消亡之路的機制。

　　我常提醒年輕醫師，千萬別將老祖宗的寶貝丟了！應以繼承傳統中醫為首先要務，掌握上述五個治法，加以發揚光大。例如在此五法基礎上，添加其他療法，如透過肺經與心經系統，以五味為基礎的芳香療法；透過腎經與心經系統，以五音為基礎的音樂療法；透過肝經與心經系統，以五色為基礎的色彩療法等。

　　《黃帝內經》還有許多有關個人身心特質的論述，如五行人，還有人與四季相對應的內容等，這些都是提供中醫師在臨床診斷及治療時，將「因人因地因時」三因制宜納入思考的寶貴指引。

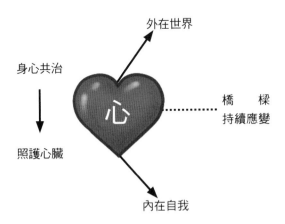

人類身處於天與地之間，隨時面對變動，採取對策，心臟是因應內外在環境的主導，也是協調內外環境的橋樑，讓身體其他組織器官配合心臟，持續應變，以維持生活與生存。心臟成為「君主之官」，有其榮耀的一面，也有其辛苦的一面，記得要身心共治來照護心臟。

心經的
人生哲學

心經是故事性很強的經絡系統，在我們的人生中，心不只身兼導演、編劇，若以戲劇角色來看待，心就像男主角，脾臟（見本書進貢圖）為女主角，其餘臟腑則各司所職為配角。心經的四大系統就像是故事發展的長軸舞台，幾乎人生所有的悲歡離合都在心經系統上交會，上演著一齣齣盪氣迴腸、扣人心弦的人生大戲。

每個人的生命都有屬於自己此生帶來的課題，雖然不是太容易，但也別過度擔心，生命同時也會提供足夠的資糧來協助我們通過考驗，尤其身為君主之官的心經系統就特別具有充足的智慧與勇氣，讓我們的人生可以活得清心自在，喜樂平安，完成這一生的學習使命。

一、君主之官的專屬能力

在人體的經絡系統中，心身為君主之官這要職，當然也要有統領一個人的身心平衡，以及扮演各經絡、臟腑間協調角色的能耐，我將心在這方面的專屬能力分為六大特質，再分別介紹：

1. 心君統合協調和啟動各臟腑、經絡系統
2. 心主神志，藏有主觀感受和記憶

3. 心主血脈，面對流動與改變，也能找到安身立命的方法

4. 心主喜與笑，且苦味又入心，悲喜交織共同淬煉生命

5. 心既是君主又部於表，成為敏感的臟腑

6. 心具有陽光與熱情的特質，激勵我們勇敢迎向挑戰

心君統合協調和啟動各臟腑、經絡系統

心這位君主有著諸多耳目，時時刻刻提供身體內部與外在的資訊，心就依據身體各處傳來的資料，分析之後做下決策，並發號施令讓人產生反應和行為。

例如：眼睛看到情敵照片，怒火中燒，憤怒的情緒傳送給肝，於是導致怒髮衝冠，進而衝動的將照片撕毀；聽到熟悉的音樂，回想起已往美好的戀人時光，這份記憶傳送給多愁善感的肺，進而眼泛淚光，心緒為之波動；聞到熟悉的餐桌滋味，啟動母性的脾經，升起對家鄉的思念，因此決定該回家一趟了；或是突然吃到一種特別的味道，想起那食物曾經引發嚴重的腸胃炎，心也會喚起胃的反應，馬上將之嘔吐而出。

諸如以上所述，心是人體經絡、臟腑的資訊統合者，也是所有因應措施的啟動者。

之前曾有讀者問我，「既然十二條經絡系統代表著十二種人格特質與我們共存，那在生活中該如何協調這麼多的性格呢？由誰做主呢？」

　　答案就是「心」。

　　每個人身上所具備的十二條經絡人格，是個人獨處或與他人社交時所須的特質，而心臟正是十二條經絡系統最高指揮官，在面對時刻變動的環境與心境下，心可以調整適當的經絡人格特質來因應，以維持一個平衡的生活品質。

　　例如在生活中：面對親愛的家人時，心臟會指派最善於包容、母性最強的脾經來溝通；但若遇到歹徒突然靠近欲搶奪財物，心臟馬上指派怒氣最強的肝經對歹徒發出怒吼，以及手部動作最靈活的小腸經擺出手刀來防禦，足部動作最靈活的膽經抬起無影腳，準備攻擊或落跑。當一個人的神志清明，就能從容面對不同的對象與不同的情境，採取最佳狀態來因應面對。

　　反之，若心不清明，抑或生了心病誤用經絡人格，則會讓這平衡功能出了問題，導致身體出現危機，這就是《內經》所說：「主明則下安……主不明則十二官危」之理。

心主神志，藏有主觀感受和記憶

每個人都有主觀性的感受，例如《禮記》說「飲食男女，人之大欲存焉；死亡貧苦，人之大惡存焉。故欲惡者，心之大端也。人藏其心，不可測度也；美惡皆在其心，不見其色也。欲一以窮之，舍禮何以哉？」世上沒有絕對客觀的美與醜，都是發自內心主觀的喜惡感受而已。

《六祖壇經》有段意味深長的故事。某日，印宗法師在講涅槃經，當時有陣風吹過而見幡飄動，一位僧人說：「這是風在動」，另一僧人則說：「應該是幡在動」，因此議論紛紛，無法靜下心來聽經。六祖惠能雖不識字但卻很有修為，當時也在場，即開口說道：「這既不是風動，也不是幡動，而是仁者你們的心在動。」風吹幡動是件自然的事情，當人們摻入自己的主觀概念時，就會產生不同的見解。

主觀性的感受常會成為心中記憶的主述。例如宋朝歐陽修〈浪淘沙〉中的感懷即是：

把酒祝東風，且共從容。

垂楊紫陌洛城東，總是當時攜手處，遊遍芳叢。

聚散苦匆匆，此恨無窮。

今年花勝去年紅，可惜明年花更好，知與誰同？

人們總是不斷的累積記憶，之後慢慢變成為人處世的態度。人生態度與心念密切相關。正向的心念會帶來積極的人生態度，反之，負面的心念會帶來消極的人生態度。心寄竅於耳，耳朵當然也可以用來聆聽自己的心聲。所以學會傾聽心底的聲音吧！不要讓外界的雜音誤導自己走向黑暗路。

另一方面，生命的歷練會讓人變得比較沉穩圓融，歲月也會磨去個性的稜角，誠如弘一法師說的「恬淡是養心第一法，安詳是處世第一法，涵容是待人第一法，謙退是保身第一法。」

心主血脈，面對流動與改變，能找到安身立命之法

心主血脈，氣血在經脈裡不斷流動，如同心對外也必須面對變化的事物，註定了人類無論喜歡與否，都要面對流動與改變，甚至還有點「喜新厭舊」的傾向，這也是促使文明發展的動力之一。就像駕車，行駛在高速公路上，過於平坦反而枯燥令人嗜睡，同樣的，極度平淡的生活也會讓人感到無趣。

心是生命故事的編劇兼導演，豈能老是演出令觀眾打呵欠的戲碼？所以，常會聽到安分守己的某人，突然間來個生命大轉變，這就是心主血脈的流動特質。

　　人生如戲，雖然我們貪心的期待高潮迭起，還希望能如好萊塢電影般皆大歡喜收場就更好了，但偏偏人生最後下場終歸一途，其實只要認知到這一點，從生命被推到極致的角度回頭看時，會發現許多原本在意的堅持也許沒那麼嚴重了。誠如蘇東坡的詩「廬山煙雨浙江潮，未到千般恨不消。到得原來無別事，廬山煙雨浙江潮。」

　　人生既是一場戲，遇到的每個人都是粉墨登場的演員，下了戲、卸了妝大家都是一樣的，何不一笑泯恩仇呢！

　　下戲卸妝之後，也請善待自己！在面對外在環境變化，忙碌紛亂之餘，千萬別忘了自己的心才是生命的歸途。記得每天給自己一個小小的空檔和空間以回歸內心。靜下來，只要簡單純然地跟自己的心在一起，聽聽音樂，喝杯茶酒，看看風景……享受那個片刻，內心深處就會油然升起一股深沉安定的寧靜感，讓身與心的塵埃沉澱，然後再重新出發。

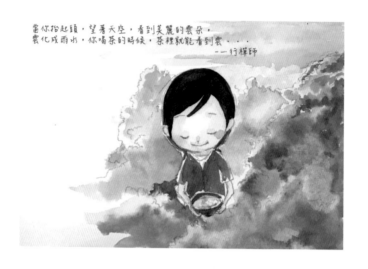

當你抬起頭，望著天空，看到美麗的雲朵，
雲化成雨水，你喝茶的時候，茶裡就能看到雲⋯⋯
　　　　　　　　　　　　　──行禪師

　　如果遇到難分難解的境遇，退一步就能海闊天空，運動場上跳高跳遠選手就是好見證。選手們想要跳得高、跳得遠，都要先後退，再加速向前。人生也是如此，過度進逼的態度或方式，只會讓心經這條「小心眼連線」的視野和心胸更為狹隘。何不「轉念」想想，既然山不轉，路轉就好！就像選手一樣，向後退幾步，給自己適當的空間得以看到事實的全貌，就會出現更多的選擇機會。

心主喜與笑，且苦味又入心，共同淬煉生命

　　心主喜與笑，同時苦味又入心，悲歡離合，多般變化的人生際遇，都是為了淬煉生命，讓生命更有深度，靈命得以成長。

學習中醫也讓我體驗人生，有時從醫書汲取精華，有時以病為師，彼此心心相印時，都會不由自主的露出淡淡的笑容，這何嘗不是心經的作用？彷彿回到佛陀與迦葉尊者拈花微笑的故事中，「世尊在靈山會上拈花示眾，眾皆默然，唯迦葉破顏微笑。」每次看到這裡，這心領意會的片刻，又會再次牽動我的嘴角與滿心的喜悅。

其實笑還能增加魅力，讓心臟功能變好，您相信嗎？

之前討論過「陽明主面」與「心之華在面」的區別。在此再詳細說明：

【陽明主面】

由於脾胃主肌肉，胃及大腸經提供給面部的營養，主要用來形成面部淺層的肌肉。營養好的人，面部肌肉會變得豐滿，台語稱為「膨皮」；營養不良則會出現「面黃肌瘦」。

【心之華在面】

由於心主血主脈，跟面部的血管有關係。心經經別「上走喉嚨，出於面，合目內眥」，這條路線走在面部肌肉的內面。所以面部血管、深層肌肉和口腔黏膜都由心及心經管理。

陽明主面及心之志為喜，當我們做出「笑」表情的時候，面

部的組織會被牽動，一方面疏通大胃王兩經，讓面部肌肉膨起，更有型且更有彈性，增加人緣，提高魅力；另一方面也疏通心經，連結至心，就會「開心」，讓心臟功能變好！因此微笑不僅疏通了面部的經脈氣血，同時也按摩心經與心臟，這就是笑容可以打開心門，讓自己「開心」也能「護好心」的秘密！發自內心深處的喜樂與笑容最能吸引人，感動人。

臨床有病人會問，如果真的找不出特別快樂的事，笑不出來怎麼辦？

沒關係！就先從「皮笑肉不笑」開始吧！反正，假笑久了以後，肌肉習慣被拉鬆，面部表情會變得柔和，心臟也逐漸開展。然後，有一天突然發現，臉上怎麼沒事也總掛著笑容呢？這就是真的笑了。只要持續努力練習，假笑終究會變成真笑。

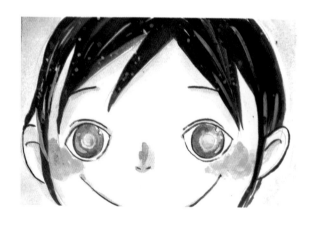

心既是君主又部於表，成為敏感的臟腑

　　前面篇章介紹過「心部於表」，指出心臟面對外在環境變化時，除了身體層面會啟動防禦機制之外，心理層面也會產生情志的變化，因此心臟成為人體中最為敏感的臟腑，很容易在變動中失去平衡，難怪曾子要「一日三省吾身」，時時注意自己的修為。從中醫的角度來看，每天若能透過反思一日之事，有助於沉澱紛亂的情緒，也是讓心回復平衡的一種方法。我們若能有禪宗神秀大師「身是菩提樹，心如明鏡台，時時勤拂拭，勿使惹塵埃。」的境界已屬難能可貴，若要做到惠能大師「菩提本無樹，明鏡亦非台，本來無一物，何處惹塵埃。」更是千載難得呀！

　　以此看來，心似乎被動地面對變化，其實不然！天地是大宇宙，人是小宇宙，太陽是大宇宙的主宰，心臟是小宇宙的主宰，心為君主握有一切的主控權，也是自己生命的主宰，一如前面所說 "You Create Your Own Reality." 「萬物由心造」，心臟時時刻刻在做抉擇，編寫自己的生命劇本。

　　心君當然也可以選擇要過何種人生。年輕時看到《紅樓夢》作者曹雪芹對於「鳳姐」王熙鳳的評價：「機關算盡太聰明，反

誤了卿卿性命。生前心已碎，死後性空靈。」悚然一驚，原來時時算計的人生，到頭來，不僅不會增加世間的榮華富貴，反而會減損生命的豐足喜樂。隨著年齡增長經歷世事，加上在診間看盡生老病死，更能體會「機關算盡」，讓內心變得無比的尖銳冰冷以及事後的無限悲涼。

我認為生命還能有不同的樣貌啊！何不緩下腳步，停下算計，讓心沉靜、柔和、溫暖，好好享受蘇東坡在〈前赤壁賦〉中的清風明月呢？

客亦知夫水與月乎？逝者如斯，而未嘗往也；盈虛者如彼，而卒莫消長也。

蓋將自其變者而觀之，則天地曾不能以一瞬；

自其不變者而觀之，則物與我皆無盡也，而又何羨乎？

且夫天地之間，物各有主，苟非吾之所有，雖一毫而莫取。

惟江上之清風，與山間之明月，耳得之而為聲，目遇之而成色，

取之無禁用之不竭，是造物者之無盡藏也，而吾與子之所共適。

心具有熱情和陽光的特質，
激勵我們勇敢迎向挑戰

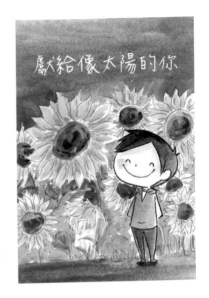

獻給像太陽的你

自然界的太陽每天日出日落，生生不息；陽光穿透雲層，普照萬物，無所偏倚也無所畏懼，提供所有生命所需的能量。心臟是人體的太陽，也一樣充滿熱情溫暖，自由無所畏懼，提供我們迎向生命挑戰的勇氣。

一如愛默生說的：「熱忱是成功最強大的引擎之一。當你做一件事時，投入所有的力量，融入整個靈魂，以人格做擔保。要積極、有活力、有熱忱、有信心，這將讓你達到目標。沒有偉大的事是在缺乏熱忱的情況下完成的。」這段話所闡述的熱忱力量，正是來自於心的特質。

我始終相信生命是善意的，幫助我們靈命成長，即使在最艱難的時刻，也都潛藏守護我們的力量。從太極圖來看，即使在最黑暗的時刻，也都存在光明，恰如《易經》說的「否極泰來」，

歷經風霜嚴格淬煉的靈魂，會有越高層次的成長。例如奧地利心理學家兼意義治療大師維克多·法蘭克（Viktor Emil Frankl），家人幾乎都在二次大戰納粹集中營裡喪生，他親歷集中營三年的慘痛經驗，反而對於人類的心靈力量有了深刻的體悟，因而發展出積極樂觀的人生哲學，他引用尼采的話：「打不垮我的，將使我更形堅強。」創立了意義治療理論，撫慰了許多徬徨虛無的靈魂。

由此可見，心具有的太陽屬性是非常的堅強與勇敢，沒有人可以奪走你的自由意志，一如〈野百合也有春天〉歌曲，無論多卑微的生命，老天都無絕人之路，惟有人自絕之。

人身難得，千萬不要輕言放棄自我與生命。

心是太陽，也屬火，火能照亮萬物，就讓自己成為一道光，照亮自己，也照亮世界吧！

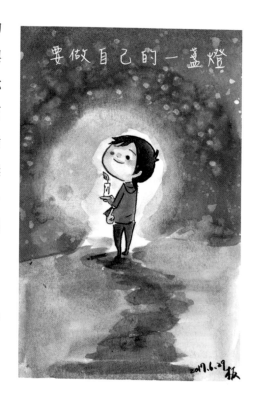

要做自己的一盞燈

2017.6.29 振

有一首戀愛中人愛唱的英文老歌，歌名就有太陽 You are my sunshine，我更喜歡 Debbie Boone 唱的 You light up my life（你照亮我的生命）這首歌。其實每個人本來就有屬於自己的光亮，只要呵護好心臟，就能化被動為主動，無需等候他人來照亮，自己的心光自然就會充盈自己和他人的生命。所以，讓自己勇敢的亮起來吧，燃起生命的熱忱迎向挑戰。

人生際遇一如植物果實，都是由青澀苦味到甜美甘潤，只要勇敢面對自己，常保心中那份熱忱，一時的成敗，都是過眼雲煙，無須過度在意或是苛責。讓我們好好守住心中那把火炬，自然就能擁有屬於自己的溫暖。

二、心經世界中的變與不變

「變」是萬物不變的道理，心是維持平衡的天平

變動是萬物不變的道理，每個人都會遇到最切身的變化就是「時間」，每天的日夜變動與四季的春夏秋冬都持續更迭，不會為任何人或事停留，人生亦然。心經是脾經的下一條經絡，脾經氣血最後流注到心，心臟接受脾經帶來的幸福滋味與愛的能量，成為維持身心平衡的天平。

宋朝無門慧開禪師的禪詩說：「春有百花秋有月，夏有涼風冬有雪。若無閒事掛心頭，便是人間好時節。」只要心念單純，懂得放鬆，不僅不會被四季變化干擾，還能打開心眼，盡情享受各個時節帶來的美好，時時都有顆喜樂的心。

所以《內經》說「任物者謂之心」，意義非常深遠。生活中我們得面對瞬息萬變的內在與外在環境，如氣候陰晴不定、新聞事件、朋友聚餐、和他人的關係等，內在則有情緒波動、起居作息等狀況，我們的心時時刻刻都有所感受，也都有所回應。

心宛如一個天平，面對萬事萬物時也像生命的避震器，要將身心狀態調回到原點，維持平衡。面對小的變動，「微調」即可；

面對大震盪，則需要較長時間，大幅度調整。心臟如果調整不及或反應過度，就會影響身心失衡而百病叢生。

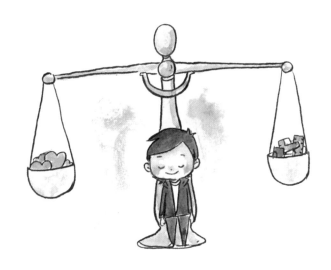

　　2018 年 10 月 21 日，台灣東部發生普悠瑪火車翻覆事件，造成重大傷亡的交通事故。我和一群中醫醫護人員為了協助傷者及家屬盡快走出陰霾，在 12 月 1 日啟動「1021 一定愛你」連續義診。在治療傷者的過程中，深切感受到事故發生時，列車急劇撞擊而導致前面三個車廂的旅客同時遭受嚴重的身體損傷和心理恐慌，都出現了「身心共創」的狀態。

　　這段臨床義診治療過程，更讓我們深深體會到身體與心理之間緊密的影響。因此在第一次治療時，我都會選用心經，以「身

心共治」啟動恢復傷者身心平衡的第一步。

「變心」是必然的，不要害怕改變

「變動」是心須要時時刻刻面對的狀況，隨著天地宇宙運轉而生生不息，隨著年齡增長而成熟蛻變，隨著外境變換而因應出招等，「變心」也是人類必然的生存方式。但時時刻刻迎接變化球的心，有時也是最害怕面對改變的心。

《席慕蓉散文集》中有一段：「原來，原來世間一切都可傷人。改變可以傷人，不變卻也可傷人。所有的一切都要怪那顆固執的怎樣也不肯忘記的心。」雖然是文學性的語法和感嘆，倒也點出了心的執念。

臨床上，常看見病人卡住的問題，都是源自一種心病，就是不肯面對改變，接受改變。最可怕的是緊抓著那些已經僵化的情緒不放，一旦這些負面情緒控制了心念，如憤怒或受害者情結等等，心的平衡功能無法好好發揮，失去調整情緒去面對不同情境的能力，由此而生的僵化情緒，更會加劇失衡的狀況。

「心戰三部曲」調整心念

所以如何培養具有彈性，透過歷練以應萬變的心，進退有據，

在面對外界變動環境時，內心仍能維持沉穩溫暖，需要高度的智慧。身為醫者在診間，只要遇到身體重症或深度憂鬱，且已經出現僵化情緒的病友，常會採用問話式的「心戰三部曲」來調整心念：

第一部曲：問「有沒有想要變好？」回答有！就進入第二部曲。

第二部曲：問「相不相信自己會變好？」回答相信！進入第三部曲。

第三部曲：說「那就要做一些讓自己會變好的事情吧！」例如調整飲食、作息、運動等。

治療過程中，只要病人出現任何改善，我都會大力稱讚他很棒，並跟他確認身心已經開始要變好囉！看到病人眼睛開始出現神采時，就知道「心戰」奏效了！這方法也適用在所有人身上喔！

心對於時間變化的主觀感受

時間是所有變動的基礎，因此心最想掌控時間，期望這個世界依據我們的主觀意念運作，例如對於感情，總希望能相愛到地老天荒，此情不渝，誠如電影《無盡的愛》主題曲 Endless Love 一樣。然而不幸的是，這個想法也正是所有煩惱痛苦的根源。

同樣去掌控時間，蘋果電腦創辦人賈伯斯則提出更有建設性的見解：「生命中真正擁有的只有時間。如果你能將時間用於投

資自己，得到豐富人生很棒的經歷，就不可能會失去什麼。」

　　在寫書的同時，也看到網路上一首有趣的詩與大家分享：

New York is 3 hours ahead of California, but it does not make California slow. 紐約時間比加州時間早三個小時，但並沒有讓加州時間變慢

Someone graduated at the age of 22, but waited 5 years before securing a good job! 有人 22 歲就畢業，卻等了 5 年才找到好的工作

Someone became a CEO at 25, and died at 50.

有人 25 歲就當上 CEO，卻在 50 歲去世

While another became a CEO at 50, and lived to 90 years.

也有人遲到 50 歲才當上 CEO，然後活到 90 歲

Someone is still single, while someone else got married.

有人依然單身，同時也有人已婚

Obama retires at 55, but Trump starts at 70.

歐巴馬 55 歲就退休，川普 70 歲才開始當上總統

Absolutely everyone in this world works based on their Time Zone.

世上每個人本來就有自己的發展時區

People around you might seem to go ahead of you, some might seem to be behind you. 身邊有些人看似走在你前面，也有人看似走在你後面

But everyone is running their own RACE, in their own TIME.

但其實每個人在自己的時區中進行自己的競賽時程

Don't envy them or mock them.

不必嫉妒或嘲笑他們

They are in their TIME ZONE, and you are in yours!

他們都在自己的時區裡，你也是

Life is about waiting for the right moment to act.

生命就是等待正確的行動時機

So, RELAX.　所以，放輕鬆

You're not LATE.　你沒有落後

You're not EARLY.　你沒有領先

You are very much ON TIME, and in your TIME ZONE Destiny set up for you.　在命運為你安排，屬於自己的時區裡，一切都是嘟嘟好

　　若能認知到每個人都是獨特的，都被賦予獨有的善意生命課題，總會在正確的時間，發生正確的事情，就讓自己在時間長河中學著水上漂，隨波逐流吧！生活就會更為自在。

永久不變的是發自內心真愛的力量

　　雖然世界持續變動，但也有不變之事，「愛」就是其中一個重要的力量，可能立刻會有人舉手反對：「愛情最不可靠了，才

說人會變心怎麼又說恆久不變呢？」在此恆久的「愛」談的當然不單指小情小愛的兒女私情或個人好惡，雖然在愛情與親情的故事裡，都有至死不渝的感動不時撼動人心，但更宏大的愛是付出無所求的大愛和博愛，這份悲憫心與同理心甚至擴及不認識的人，即「老吾老以及人之老、幼吾幼以及人之幼」的那份「無緣大慈，同體大悲」的愛。

漢字是富含人生智慧的傑作，以「心」組合而成的漢字非常多，「愛」是最具有正向力量的。「愛」字由「心」與「受」合成，而且「心」介於「受」中間，透過心在人體中間及兩人之間的作用，當事者有所感受，這就是愛！多奇妙的組合和隱喻啊！

「愛」是宇宙間最大的力量，愛的種子存在宇宙萬物之中，能超越時空及物種，撫慰仇恨與寂寞。平常大家都習慣以愛心♥的形狀來呈現愛，所以在我們的認知裡，由愛而產生的熱血、熱情、熱心……都跟心有關，而且這股力量還會感染他人，產生善的循環，展現出「人性本善」的特質。這份心也是中醫所說的「心」，心主血主脈，心的顏色就是血液的紅色，血液是溫的，心的五行屬火，有心人就會有著熱血與熱情。

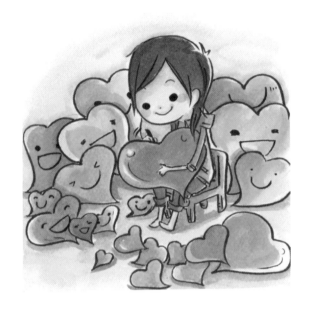

　　在經絡第二組團隊中的心與腎，正好是兩股對立力量，如光明與黑暗、喜愛與恐懼。而愛是最大的光明力量，可以撫慰來自陰暗角落的失落恐懼。

　　希臘神話故事中，愛神邱比特會將金箭射入人心，挑起心動而產生愛情。曾有一位演講者在台上闡釋愛的真諦與心的力量，台下有位科學家聽眾很不以為然，他認為愛只是一種化學變化而已。演講者問他：「你愛你太太嗎？」他答說當然愛呀。演講者追問：「請問你用什麼去愛你太太？是用心？還是化學變化？」科學家一時為之語塞！聰明的讀者，您說呢？

The Rose

美國女歌手貝蒂蜜勒（Bette Midler）唱的 The Rose，點出愛是一朵玫瑰，需要勇氣與信心澆灌。歌詞非常優美深邃，在此與讀者分享：

Some say love it is a river that drowns the tender reed

有人說，愛是一條河流，會淹沒柔弱的葦草

Some say love it is a razor that leaves your soul to bleed

有人說，愛是一把剃刀，會讓你的靈魂滲血

Some say love it is a hunger and endless aching need

有人說，愛是一種永無止盡，苦苦追求的渴望

I say love it is a flower and you its only seed

我說，愛是一朵花，而你就是那花兒的種子

It's the heart afraid of breaking that never learns to dance

害怕跌倒的心，永遠學不會跳舞

It's the dream afraid of waking that never takes the chance

害怕美夢會幻滅（不敢嘗試）的人，永遠會錯失良機

It's the one who won't be taken who cannot seem to give

吝於付出的人，永遠無法得到回報

And the soul afraid of dying that never learns to live

恐懼死亡的靈魂，永遠不懂得如何生活

When the night has been too lonely and the road has been too long

當夜間過於寂寥，長路漫漫

And you think that love is only for the lucky and the strong

你認為只有幸運兒及強壯者才能得到愛之際

Just remember in the winter far beneath the bitter snows

請記住，在嚴冬厚厚的積雪之下

Lies the seed that with the sun's love

埋藏著那顆充滿陽光愛意的種子

In the spring becomes the rose

一旦春天來臨，必能綻放成一朵美麗的玫瑰

當年在國外讀書時，電視常播出非洲孩子孱弱的身軀，茫然的眼神，伴隨著惠妮.休斯頓（Whitney Houston）清亮的嗓音唱出 Greatest Love Of All，讓我生起轉行以醫療來行於世的念頭。這首歌詞寫得也很好，有興趣的話可上網查閱。

三、心經循行路線教導我們的人生哲學

雖說心經系統簡稱是一條「小心眼連線」，但日常生活中可千萬不要小心眼喔！心身為君主之官還是有其寬闊的格局與眼光。例如我們可以常保二心：做事專心，處事平常心。所以我很喜歡日本人說的「一所懸命」或「一生懸命」，堅持專注，盡善盡美，甚至用生命守護自己最看重的事物；另一方面也以平常心面對世事的變化，得失心就不會太重，身心共治，時時都能喜樂微笑，經絡氣血也能通暢，天天都是好時節。

其實認識心經的循行路線，也有一番人生哲學能提醒我們。

「心胸」代表視野格局和容人雅量

我們常以心胸開闊或狹窄比喻一個人的視野格局和容人雅量。

心經循行於胸腔，連結心肺兩臟，胸部為心肺之宮城，主宰一身的氣血。氣血流暢，心胸會有開闊感，心情平穩，耐受力高，當然也有容人的雅量。反之，氣血運行澀滯，心胸憋悶，遇事容易煩躁動怒，所以脾氣的好與壞也跟心胸有關。

明朝陸紹珩曾說：「大事難事看擔當，逆境順境看襟度；臨

喜臨怒看涵養，群行群止看識見。」指出面對各種人生境遇時的心態，決定一個人的格局，也就是說臨事的態度而不是能力，決定了生命的高度。

有些人升官之後，態度和做法跟著改變，這種情況常被說成「換了位置也換腦袋」，言語中多有不屑，但客觀來看，這是必然的呀！試想在台北 101 大樓每個樓層所看到的風景不同，感受也不同。如果沒有差別，大家又何必拚著命想要登高望遠呢？人生也是如此，不經一事，不長一智，不同的職位，不同的人生境遇，例如升格當父母親，眼光和心境當然不同，抉擇也會跟著改變。換了位置，怎麼能不換腦袋呢？讓心敞開吧！接受「變心」是必然的，人生就會輕鬆好過許多。

「面容」是心的鏡子，心變，相也跟著變

心主面，主管五官的細膩感受；心也是變色龍，隨著身體及心理狀況變化，面色和表情也會跟著改變，如果一個人對於各類感受不再有反應時，就表示心生病了。臨床見到許多長期憂鬱、情緒低落的病人，面對外界的刺激時，常常無動於衷，面無表情也沒有任何反應。

面容是心的鏡子，心念改變，面相也會跟著變。慈祥的長輩通常笑容滿面、笑口常開，讓人想與之親近；嚴肅的長輩常嘴角下垂，緊抿著嘴，法令紋明顯，讓人畏懼，不敢親近。

　　如果想讓自己開心或讓人想要親近，可以採用前面介紹過的「假笑」練習法，試著拉開緊繃或下垂的面部肌肉，時間久了，就會出現讓人喜悅的真心笑容。

　　另外，心主面與色，各種顏色代表不同的心情與個性，日常生活中也常見面部顏色的變化，如生氣或惱羞成怒時面部漲紅，說謊被揭穿時的心虛蒼白等，面色都會透露心裡的感受。前面說過的「看人臉色」不也同時在感受對方的心情？

　　讀者也許會問，中醫說肝主怒，怎麼這裡又將生氣憤怒情緒也歸給心臟？好問題！大家別忘了，心為君主之官，不僅主管身體的平衡，所有情緒（七情），包括喜、怒、憂、思、悲、恐、驚之間的穩定也都由心掌控，各個情緒再分派給其他臟腑做細部管理，這就是管理學上的「分層負責」概念，所有人最後都要回報給最高領導—心臟是也。「失心瘋」就是因為心神混亂，國無明君，再強的部屬也無法 hold 住國事，導致所有情緒都錯亂。

拿下有色眼鏡，轉動心念看世界

　　由於心與眼睛相連，心念會影響有關眼睛所見事物的感受，例如同樣的雨景，戀愛中人認為超級浪漫，失戀的人則認為天地與其同悲。我們其實一直戴著「有色眼鏡」看這個世界：心情好，萬事佳；心情差，萬事亂。不僅如此，我們還常將自己的心念投射來解讀他人的行為舉止。

　　既然「有色眼鏡」為慾念所創，解鈴還須繫鈴人，我們也擁有改變的力量，「轉動心的正念」，正是摘下「有色眼鏡」的不二法門。只要心念改變，轉動僵化的情緒，不再被自己的情緒所困擾，即使面對陰霾雨天也會有開朗的心情！

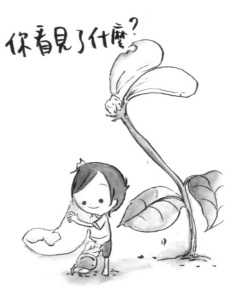

你看見了什麼？

我看見了希望（萌芽）

心口相連，口吐蓮花還是禍從口出？

由於心與舌的連線，表達時不僅要說清楚，更要讓聽者願意接納，同樣要傳達訊息，若使用了不同的遣詞用字、語氣和表情，因而被冠以「舌粲蓮花」或「毒舌派」的差別評價，這都考驗著心的智慧。

有人會很無辜地說自己並不想成為「毒舌派」或「刀子嘴豆腐心」，但又不知如何改變。其實還是可以借用「練習微笑」的概念，學習在每件事情上找到良善的角度，以讚美肯定的語氣來表達，練習久了，自然就會順口成章啦！

言語也能強化彼此的信任，俗語說「一言既出，駟馬難追」，君子重然諾，一諾千金，不守承諾的人常會被認為不守信用不可靠而被疏離或唾棄。所以夫妻之間可能因一句承諾而苦守寒窯十八年，朋友之間也因一句承諾而挺身支持到底，這些都是因為心的作用而產生的具體行動。

借用孔子所說「今吾於人也，聽其言而觀其行」和「巧言令色，鮮矣仁！」來驗證中醫的人生哲學。孔老師在閱人無數之後，深深體會要真正了解一個人，不僅要聽他所說出的話，更要觀察

他的行為，言行合一才能信任。尤其有人特意說出甜蜜好聽的話，裝出討人喜歡的臉色，千萬要小心，這種人是很少有仁心的。只要細心觀察，就可判斷是否出於真心的話語與面部表情。

心與面部、舌頭及語言的關係，提醒我們面部表情、眼神與言語都是雙面刃，既能救人也可以傷人，君不見現今許多社會案件大都起始於一個眼神或一句話而已？這些也都是來自心的作用。

君王之位連接小指，提醒謙卑內斂

心臟這麼重要的器官最後連結小指，令人不禁讚嘆人體結構真的很有哲理。大大的心臟連結小小的指頭，提示我們位高權重時，要記得謙卑內斂，縮小自己，如此才能功成身退。

小指是與心約定的指頭，行過人生的風雨時，記得要勾住自己雙側的小指，跟自己約定：無論未來如何，還是要心懷喜悅、感恩與微笑，當你微笑時，全世界都會陪你笑了。

四、君主之官的心也會迷航

心必須時刻面對各種挑戰，成為人體最敏感的臟腑，不只要有彈性，還要可剛可柔，才有足夠的應變能力。若稍一不慎失了分寸，心也很容易迷航。

心緒的迷航

心熱情奔放，若不自制，當然也很容易被誘惑、被煽動，如同「煽」這個字的左邊從火，若心不堅定，一陣風吹來火苗便亂竄，就像身處在一群激動鼓譟的群眾之中，這種氛圍會讓浮躁的心失去獨立思考的能力而盲目跟從。

而過度放縱自己的偏好，也會讓心像偏食的孩子一樣，耽溺癡迷於特定事物，導致情緒明顯失衡，如面對喜愛的電玩遊戲很快就能上手，且輕易破關進級，但也因此沉迷其中荒廢課業，此時若要面對不喜歡的功課，心也會不斷跳開，無法專注，甚至煩躁難耐，坐立難安，兩種態度截然不同。

如何提醒自己傾聽來自心底真實的心聲，是一個很重要的課題。有一次陪家人看迪士尼卡通時，也在故事中看到了這個人

生智慧！心寄竅於耳，耳朵當然也能聽到心語，在《歷險小恐龍》片中，恐龍媽媽叮嚀小恐龍說：「Let your heart guide you. It whispers, so listen closely. 」猶記第一次聽到這段對話時，非常驚訝，怎麼連動物都這麼有智慧！如今方知有智慧的應該是編劇，而不是恐龍媽媽！

時間的迷航

心對於時間的感受也很容易錯亂，例如：同樣的一個半天，與心愛的人相處會覺得「時光飛逝」，與心愛的人分離會覺得「度日如年」，跟老闆開會則是「時光停滯」。然而，時間不曾為任何人停留，地球也不會為任何人停止轉動，雖然古月會照今塵，然而無論今夕是何夕，客觀的時間都不曾有快有慢。一切都是人的主觀感受才讓時間變得似乎有長有短。

《卷一》中介紹「肺」因記錄生命的演化歷程，成為時間的客觀記錄者；而在本卷中「心」能感受生命的每個歷程，成為時間的主觀掌控者，無論是「愛你到地老天荒」，或是「一日不見如隔三秋」，都不是普世的共同時間，而是個人的心理時間。

心也會記錄生命中的每個歷程，這些記憶一般以為是存放在腦部，但曾有人接受換心手術後，性格與記憶竟然產生變化，變得跟捐心者一樣。美國曾發生類似的情況，69 歲的葛漢接受 33 歲舉槍自殺的卡托的心臟移植，卻在十二年之後，與捐贈者的命運一樣開槍結束了自己的生命；還有住在麻州 47 歲女子在移植了一名男孩的心臟後，竟變得十分像男孩，並且還愛上男孩最喜歡的啤酒和肯德基炸雞。

這些案例開始讓研究人員懷疑是否有些人生的記憶也可能存放在實體的心臟。

有關這類記錄，早在《列子 · 湯問篇》就有記載，神醫扁鵲幫公扈與齊嬰交換兩人心臟。換心成功之後，公扈自然而然的回到齊嬰的家，並認齊嬰的妻子；齊嬰回到公扈的家，並認公扈的妻子。也就是說，心臟帶著原有的記憶進入另一個身體繼續運作。

因此，善於應變有彈性且敏感的心，千萬不要迷航，別讓情緒僵化，或在心裡築起一道牆，如歷經重大創傷後的「哀莫大於心死」，甚則「久病厭世」，都會讓心失去平衡情緒的能力，而讓生命走上絕路，非常可惜。

五、對於醫者的提醒

《內經》提醒醫師在面對病人時,「凡治病必察其下,適其脈,觀其志意與其病也。拘於鬼神者,不可與言至德。惡於鍼石者,不可與言至巧。病不許治者病必不治,治之無功。」

這裡提醒兩件事:

首先,治病時不僅要掌握病人身體上下和脈象變化,還要觀察他的情緒狀態與病情表現。

醫護人員每天忙著面對生病的人,縱使忙碌不已,我還是常常提醒年輕醫師,以治療生病的「人」為重,而不僅是治療人所生的「病」,要重視 Human Touch,「人」才是所有醫療的核心。無論工作多久、多忙,都不要忘記身為醫護人員的初衷,同時還要留意疾病狀態與病人感受,以理性的腦、犀利的眼、熱情的心、靈巧的手、面帶微笑,心中有愛,身心共治,才能幫助病人脫離病苦。

其次,有些病人受心態問題所限,《內經》中提醒即使治療也可能無效,例如:拘於神鬼迷信者、不喜歡針灸治療者、以及不願意接受治療者,這三類人治療都不會有成效。雖然《內經》

是這麼說，臨床上我們不會輕易放棄，還是會努力嘗試，譬如面對迷信鬼神者，試著轉動病人的觀念到中醫理論；對於不喜針灸者，則嘗試使用非侵入性的治療方法；至於不想接受治療的人，總要深入了解病人不願接受治療的動機，只要病人願意改變心念接受治療，一切都是值得的。

六、豐盈喜樂，時時運轉的心人生

心的太陽特質加上靈巧的應變能力，只要 Keep Going，保持前進的動力，以不變的愛和轉動心念來因應萬變，持續運轉的人生也會回饋我們豐盈的喜樂。最後與讀者分享兩闋詞，也是我生命中呼應心經的人生哲學寓意深刻的心境。

昔日在異鄉外地求學，一日大雨，剛好讀到蘇軾登超然台眺望春色煙雨，觸動鄉思所寫下流傳千古的〈望江南〉：

春未老，風細柳斜斜。試上超然台上看，半壕春水一城花，煙雨暗千家。

寒食後，酒醒卻咨嗟。休對故人思故國，且將新火試新茶，詩酒趁年華。

讀完，胸壑有股暢快感，尤其是：「休對故人思故國，且將

新火試新茶，詩酒趁年華。」人生苦短，還是把握時間，享受天地的賜予吧！

再讀辛棄疾的〈青玉案〉則有著人生最深的體會：

東風夜放花千樹，更吹落星如雨。

寶馬雕車香滿路，鳳簫聲動，玉壺光轉，一夜魚龍舞。

蛾兒雪柳黃金縷，笑語盈盈暗香去。

眾裡尋他千百度，驀然回首，那人卻在，燈火闌珊處。

我們的心常常被外境影響或受內在感受而散逸，出現「眾裡尋他千百度，驀然回首，那人卻在，燈火闌珊處。」的情形，我相信只要能回歸內心真實面對自己，這世界就是屬於自己的世界。

我們仍是自己生命故事裡最精彩的編劇、導演與演員。

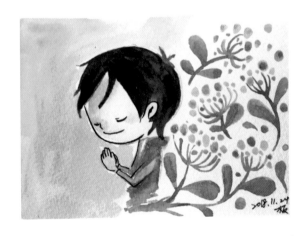

國家圖書館出版品預行編目 (CIP) 資料

經絡解密 . 卷四：維繫身心平衡運行的君主之
官—心經 / 沈邑穎著 . -- 初版 . -- 臺北市：
大塊文化 , 2019.02
　面；　公分 . -- (Smile ; 149)
ISBN 978-986-213-955-4(平裝)

1. 經絡 2. 經絡療法

413.165　　　　　　　　　108000325

LOCUS

LOCUS

LOCUS

LOCUS